認知症のうつ・イライラを改善する
対話型アート鑑賞プログラム

アートリップ入門

林 容子
一般社団法人 ArtsAlive 代表理事

誠文堂新光社

はじめに

私が高齢者を対象にしたアート活動を始めたのは、１９９９年の夏にさかのぼります。コロンビア大学大学院で「アートマネジメント」を学んでいた時、最も感動したのは、町中に忽然と現れてはいつのまにか消えていく期間限定のパブリックアートでした。興味を持つとすぐに行動に移してしまう私は、帰国後早速、東京の街や世界のあちこちでパブリックアートの設置を始めました。六本木の交差点からニュージーランドの無人島まで文字通り東奔西走する日々を送っていました。

そんなある日、私は体調を崩して入院することになってしまいました。アートに囲まれた生活をしてきた私にとって、病室の無味乾燥とした白い壁に作品が必要でした。私は、病院の許可を得て自宅から個室に一枚の絵を持ち込みました。画鋲で止められる作品という条件で持ち込んだ絵は、入院中の私を励ますのみならず、医者や看護師、そして他の患者の関心を引き、それが何を表すのかという話から病気以外の様々な会話を生み出しました。

アートの力を感じた私は、退院直後にＣＨＡＲＴＳ（Culture Health and Arts）に参加し、ロンドンやマンチェスターの病院やリハビリセンターを視察しました。そこは医療機関であるにもかかわらず、いたるところに作品があり、アーティストと患者が一緒になって生き生きと制作をしていました。病院の吹き抜け空間に泳ぐ巨大な魚のオブジェ、廊下の抽象絵画、精神に障害がある方が一般の方やアーティストと一緒に作品制作にいそしみ、作品は展示販売されます。医療の現場で現代アートが息づいていたのです。「ああ、アートはこんな場所にこそ必要とされているのだ」と痛感し、帰国後すぐに、出張で知り合った方の経営する介護施設で、夏休みを利用して学生たちと実験的にアート創作活動を始めました。

介護施設での最初の作品は、入居者の方に楽しい思い出を聞き出して、その様子を描いた障子絵16枚でした。最初は学生たちだけで作るはずでしたが、ベッドから見ていた入居者の方々は、見ているだけでは飽き足らず、しまい込んでいた思い出が引き出されるように学生に細かな指示を出すようになり、いつの間にか入居者の方と学生との共同制作となっていきました。

この経験から私が強く思うようになったのは、第一に、高齢者にとって個の表出がどれほど大事であるかということ、第二に、人はいくつになっても、たとえ認知症の症状があっても新しいことを体験する意欲があること、第三に、高齢者との一期一会のアート体験は、量より質であり、彼らの残りの人生に影響を及ぼすということです。健康の許す限り継続して参加できることが一番素晴らしいには決まっているのですが、たった一回の経験でもそれは確実に心に刻まれます。芸術体験は量より質なのです。

もっと多くの方にアートの力を感じてもらいたいと、他の施設や病院で、米国で見た対話型アート鑑賞プログラムを紹介した時、高齢者施設の職員や医者から言われたのは、「このプログラムで認知症が治るのか」「エビデンスはあるのか」という言葉でした。また、当時、認知症はまだまだ未知の病であり、いつもと異なることをして後から大変な副作用が起こりかねないとも言われました。日本での普及には、何としてもエビデンスをとって、医療、介護業界の方々に理解していただかなければと一念発起し、この分野で先端的な米国で高齢者に良い効果を与える芸術活動とその実践の研究を始めました。

2013年には経済産業省の補助を得て、この本にもご協力いただいた国立長寿医療研究センターの島田裕之先生とアート創作と対話型アート鑑賞プログラムの効果を検証しました。最初はアートに全く興味がない、あるいは苦手意識を持っていた方たちも、3か月後には明らかに元気になられ、参加者同士が仲良くなり、研究終了後も自発的に会うようになったほどでした。認知症は治すことはできなくても、症状を緩和できる。何より体験者の幸福感と自尊心を高められるという検証結果を得たのです。

私はこのプログラムに「アートリップ」という名前をつけました。「アートの旅」という意味を込めています。アートを見ることで旅に行くように日常を忘れ、行ったことのない場所や会ったことのない人、見たこともないものに遭遇したり、懐かしい場所や時間、体験を思い出したりして時空の旅をします。

日本でアートリップを始めて10年が経ちました。現在では、リピーターも増え、実施する美術館、施設も増え、多くの認知症当事者とその介護者のみなさまに喜んでいただいています。これを書いている今、新型コロナウイルスの影響で美術館、介護施設でのアートリップは中断していますが、オンラインでアートリップを行い、確かな手ごたえを感じています。

もっと多くの方にアートリップを知っていただきたくて、本書を出すことにしました。私たちのミッションは、アートを通して、だれもが最後の瞬間までその人らしく生き生きと暮らせるようにすることです。介護する人、介護される人両方の心のビタミンとして役立てれば幸いです。美術館が再開しても絵の前に集まって会話をするには時間がかかりそうですが、オンラインでどこにいてもどなたでも気楽にアートリップの旅に出かけることができるようになりました。

さあ、貴方も一緒に旅に出かけましょう。

一般社団法人 ArtsAlive 代表理事　林 容子

3 アートは認知症に効果があるのか

［序章］

ある日のアートリップ

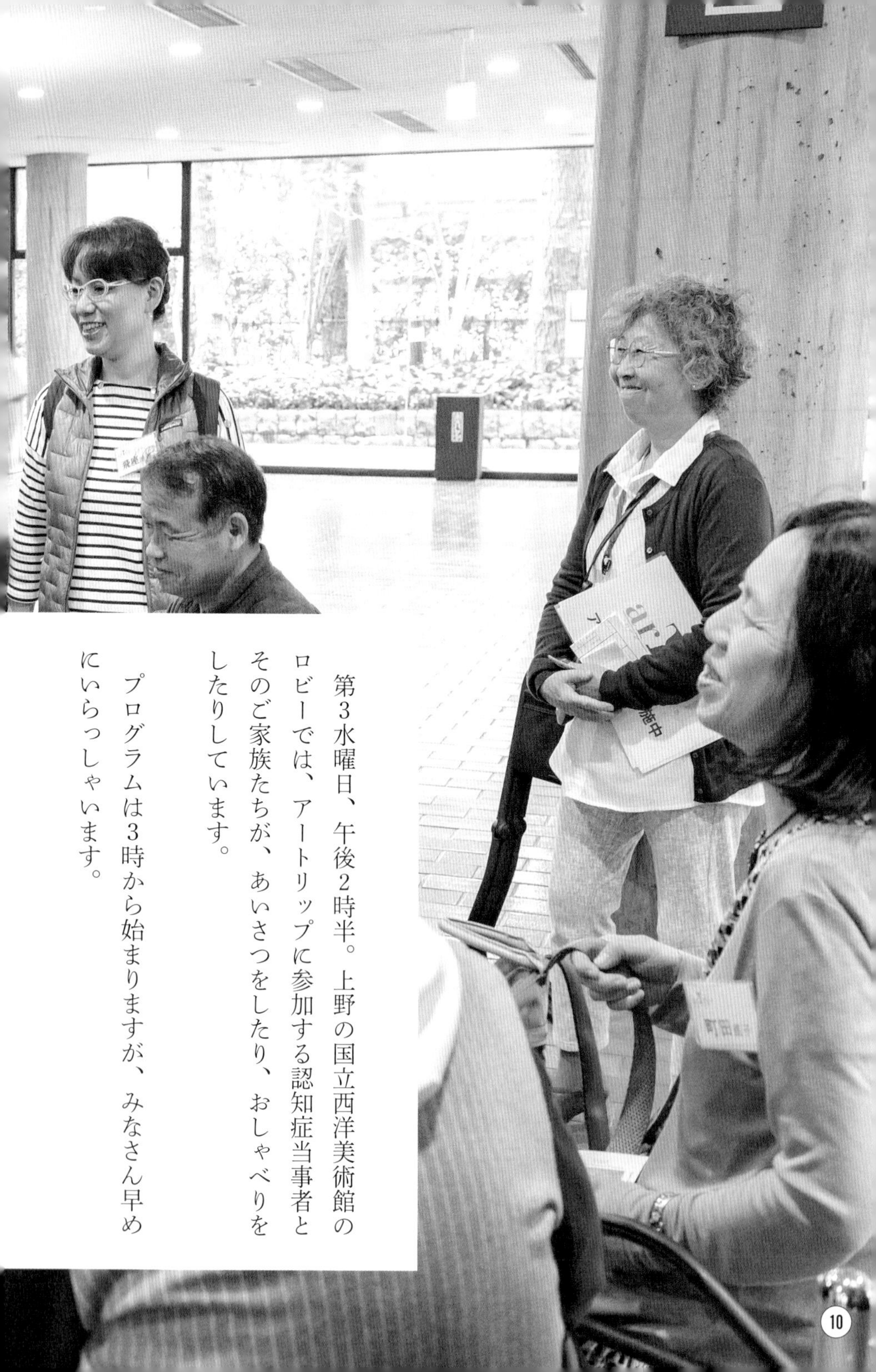

第3水曜日、午後2時半。上野の国立西洋美術館のロビーでは、アートリップに参加する認知症当事者とそのご家族たちが、あいさつをしたり、おしゃべりをしたりしています。

プログラムは3時から始まりますが、みなさん早めにいらっしゃいます。

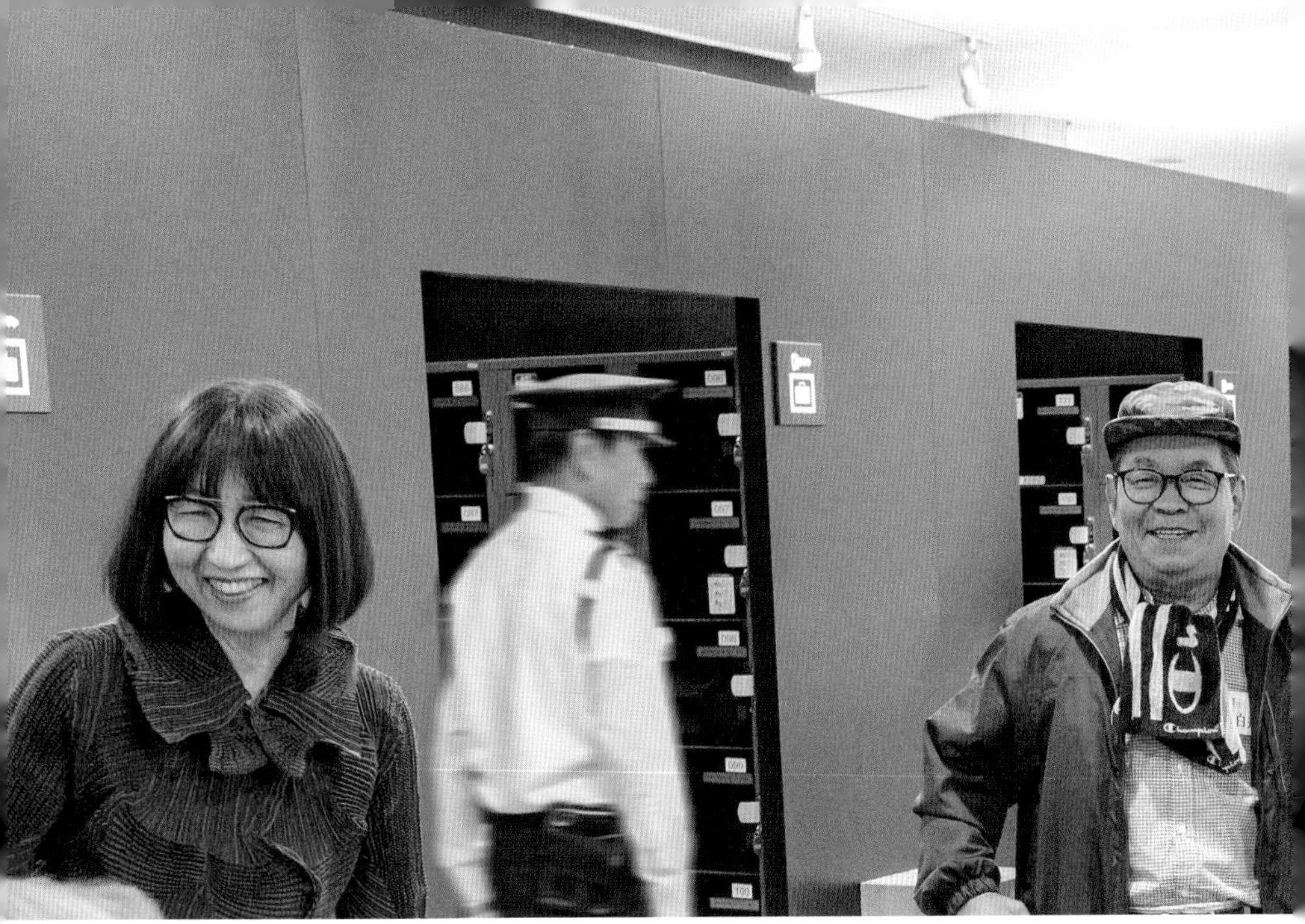

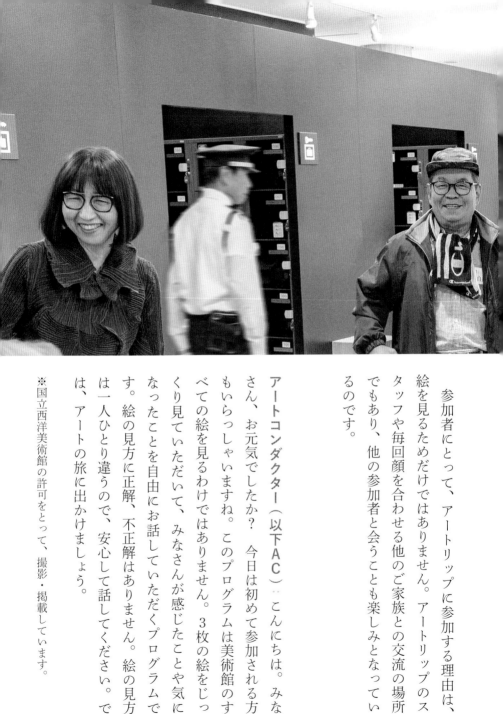

参加者にとって、アートリップに参加する理由は、絵を見るためだけではありません。アートリップのスタッフや毎回顔を合わせる他のご家族との交流の場所でもあり、他の参加者と会うことも楽しみとなっているのです。

アートコンダクター（以下ＡＣ）：こんにちは。みなさん、お元気でしたか？　今日は初めて参加される方もいらっしゃいますね。このプログラムは美術館のすべての絵を見るわけではありません。３枚の絵をじっくり見ていただいて、みなさんが感じたことや気になったことを自由にお話していただくプログラムです。絵の見方に正解、不正解はありません。絵の見方は一人ひとり違うので、安心して話してください。では、アートの旅に出かけましょう。

※国立西洋美術館の許可をとって、撮影・掲載しています。

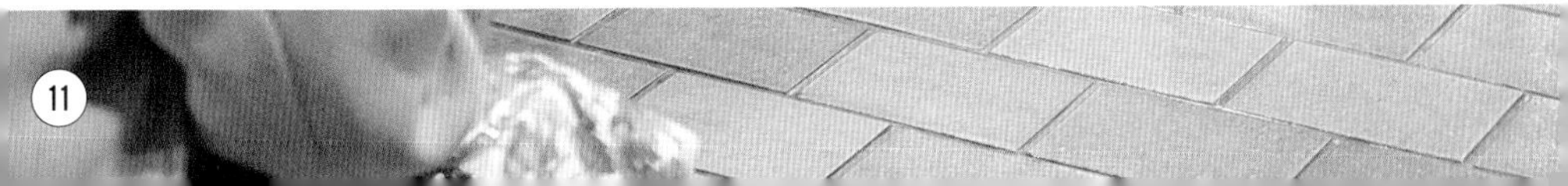

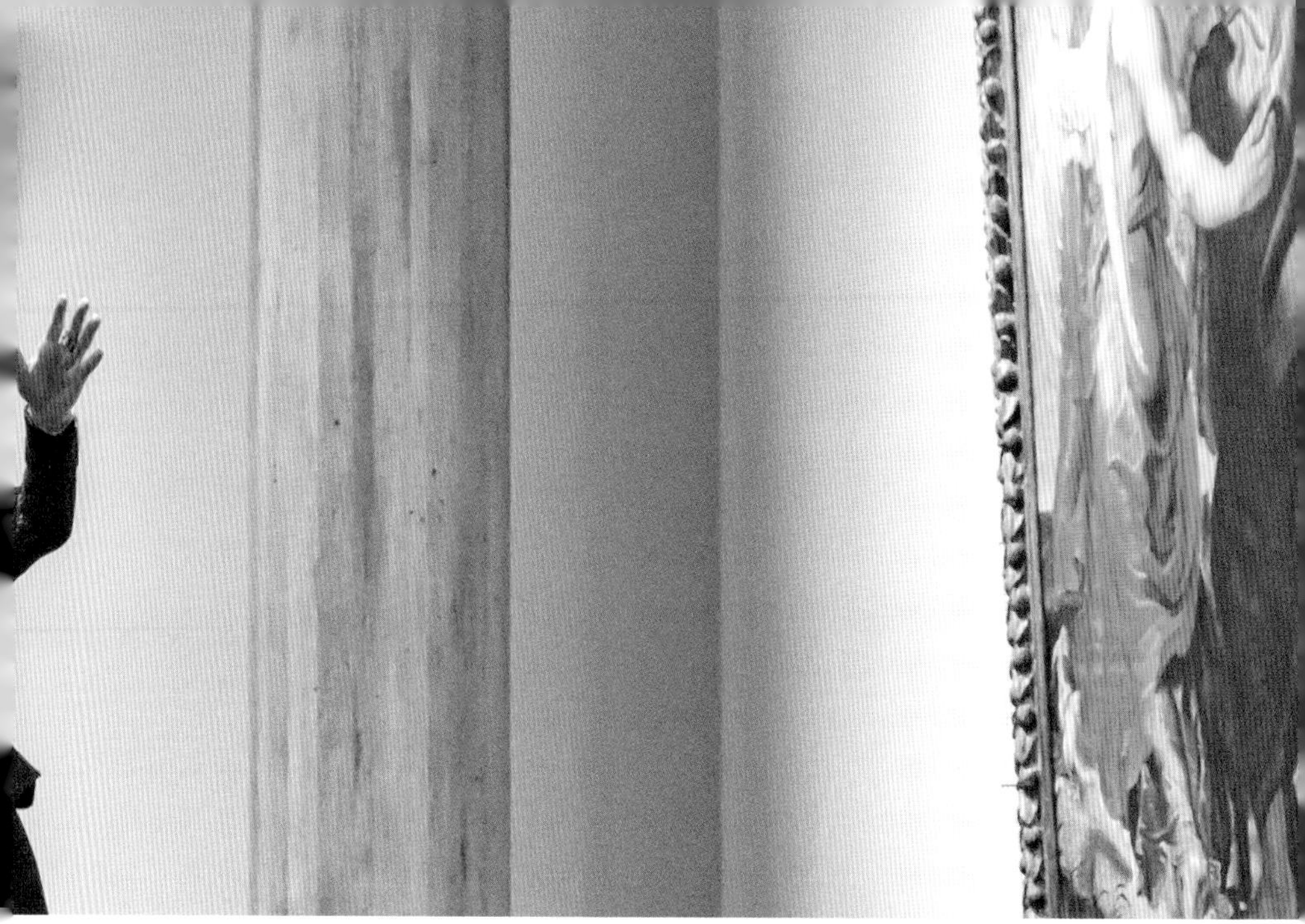

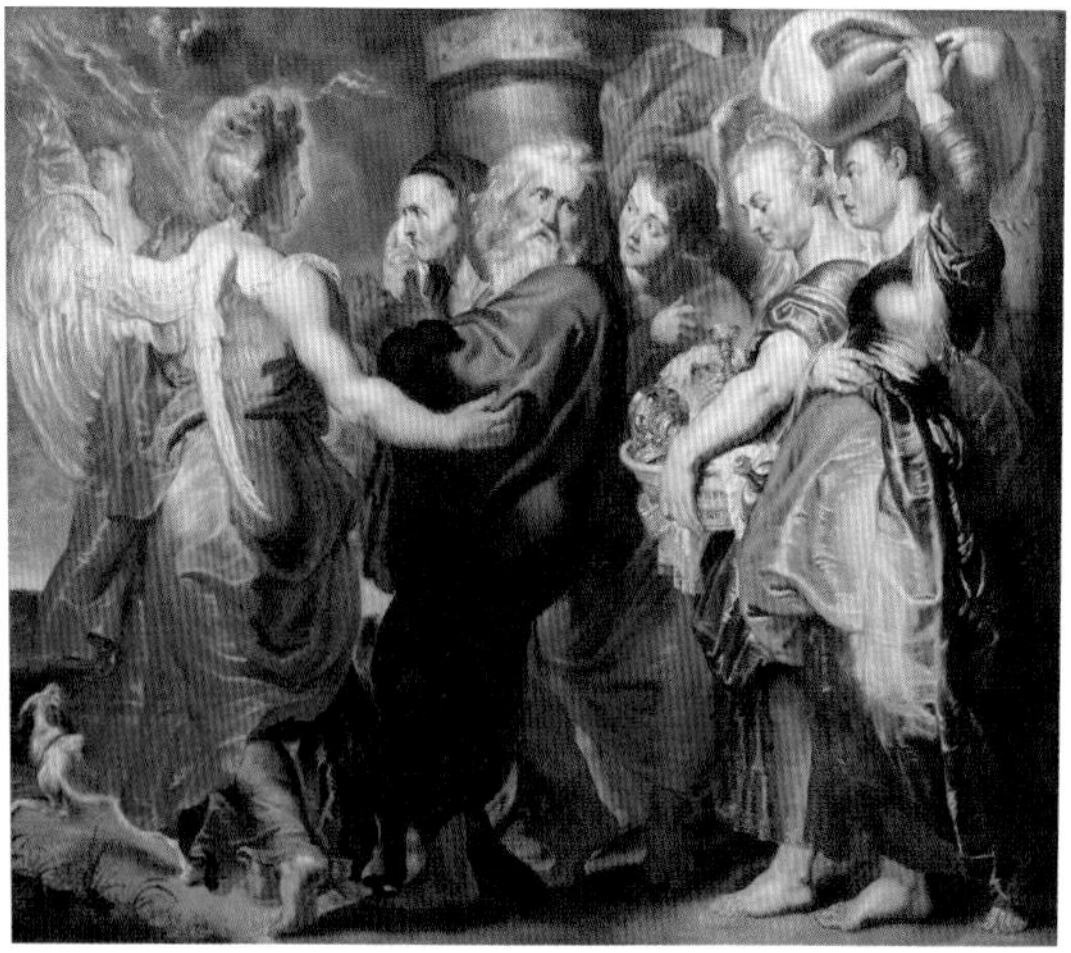

ヤーコプ・ヨルダーンス（に帰属）
《ソドムを去るロトとその家族（ルーベンスの構図に基づく）》1618-20年頃
国立西洋美術館

《ソドムを去るロトとその家族（ルーベンスの構図に基づく）》

AC：みなさん、この絵の中に何が見えますか？

参加者A：男の人が嫌がっている。

AC：男の人が嫌がっている。（手で示しながら）この人でしょうか？　そうですね。この真ん中の男性、

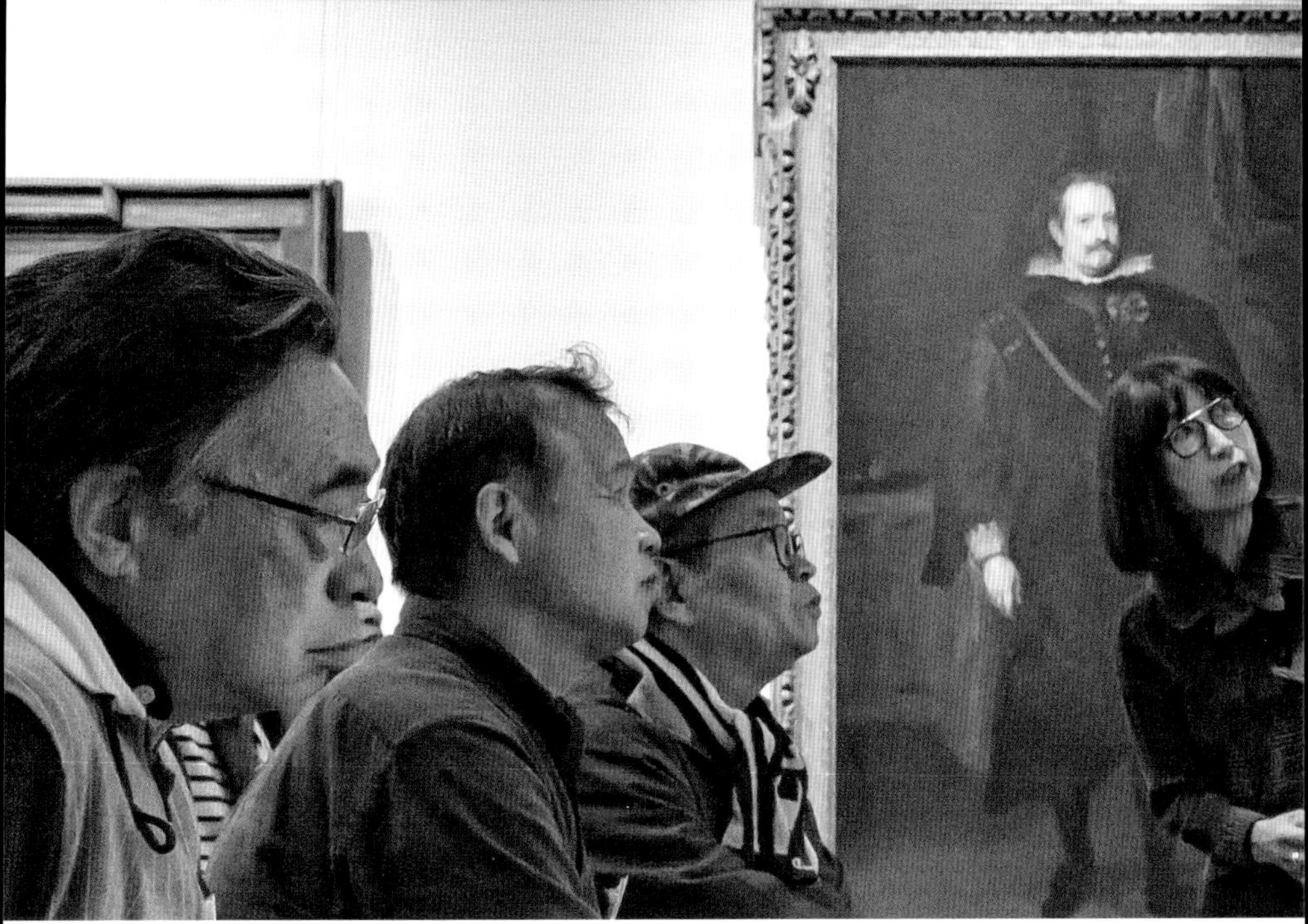

何かを嫌がっているように見えます。
参加者B：どこかに連れて行かれるのかな。行きたくないみたい。振り返っている。
AC：行きたくないみたい？　確かに、振り返っていますね。どうしたんでしょう。
参加者C：嵐が来るのかしら。
AC：Cさん、どうして嵐が来ると思いました？
参加者C：左の上の方が暗いし。何か光ってる。雷？
AC：（手で示しながら）ああ、これですね。確かに、そうですね。雷のように見えます。嵐が来るのかもしれません。
参加者B：でも、女の人は冷静よ。
参加者A：女性はどんなときでも冷静だよ。大変なときにジタバタするのは男。
AC：（笑いながら）そうですか？　女性は冷静？　Dさん、いかがですか？
参加者D：逃げるのかな。何か大切なものを持って。

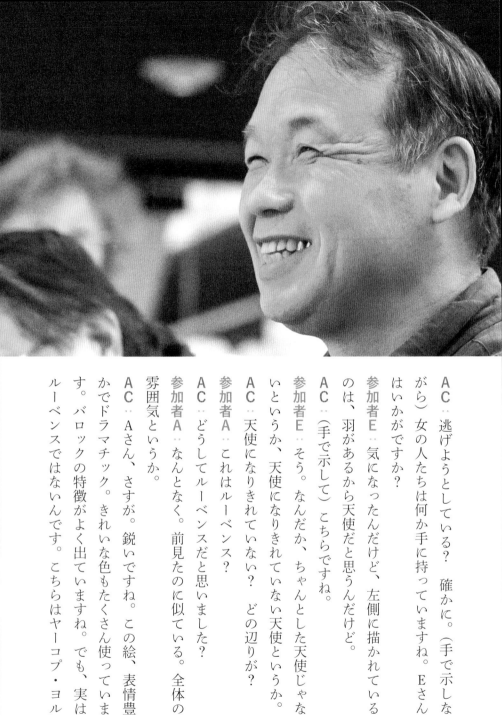

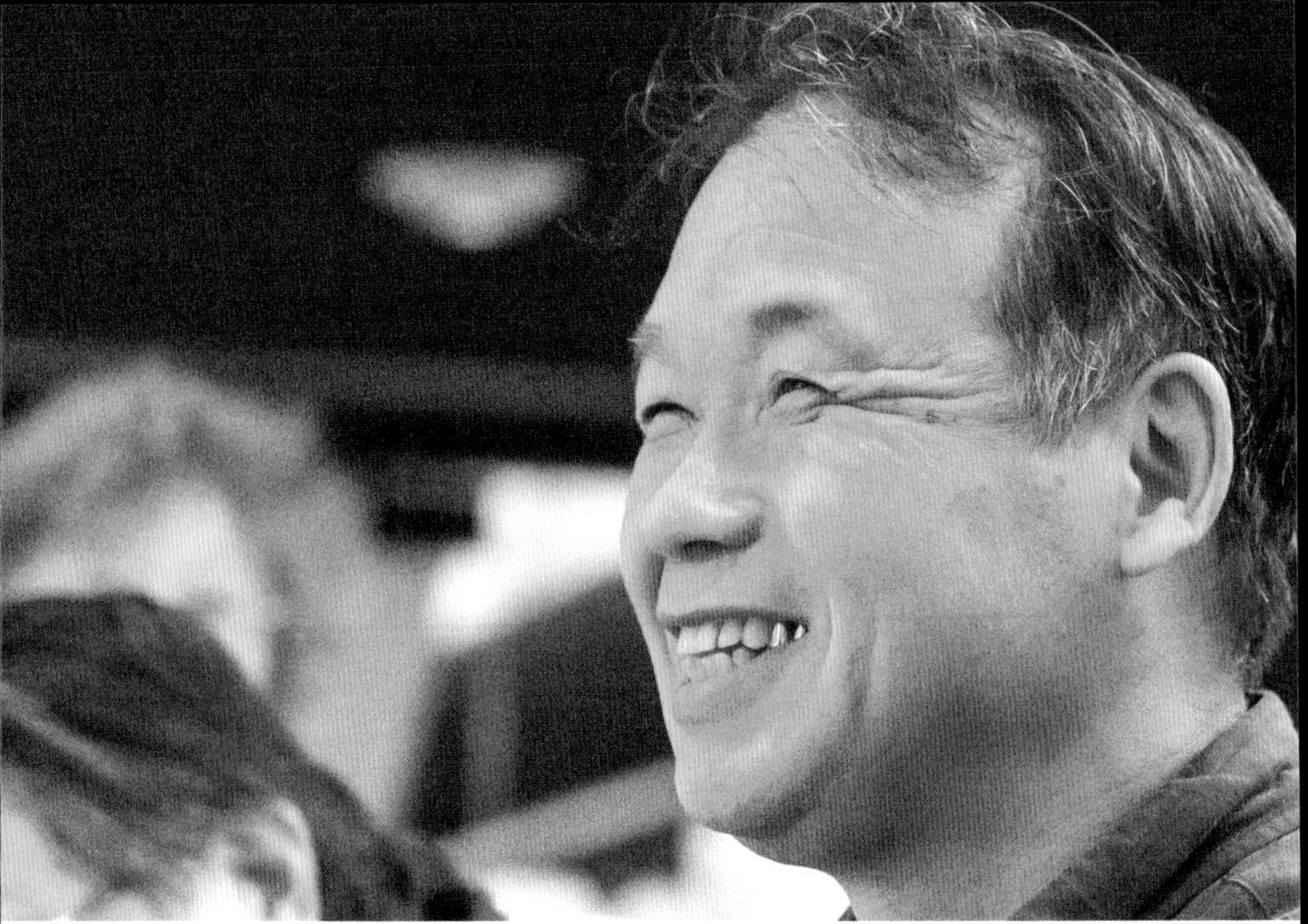

AC：逃げようとしている？　確かに。（手で示しながら）女の人たちは何か手に持っていますね。Eさんはいかがですか？

参加者E：気になったんだけど、左側に描かれているのは、羽があるから天使だと思うんだけど。

AC：（手で示して）こちらですね。

参加者E：そう。なんだか、ちゃんとした天使じゃないというか、天使になりきれていない天使というか。

AC：天使になりきれていない？　どの辺りが？

参加者A：これはルーベンス？

AC：どうしてルーベンスだと思いました？

参加者A：なんとなく。前見たのに似ている。全体の雰囲気というか。

AC：Aさん、さすが。鋭いですね。この絵、表情豊かでドラマチック。きれいな色もたくさん使っています。バロックの特徴がよく出ていますね。でも、実はルーベンスではないんです。こちらはヤーコプ・ヨル

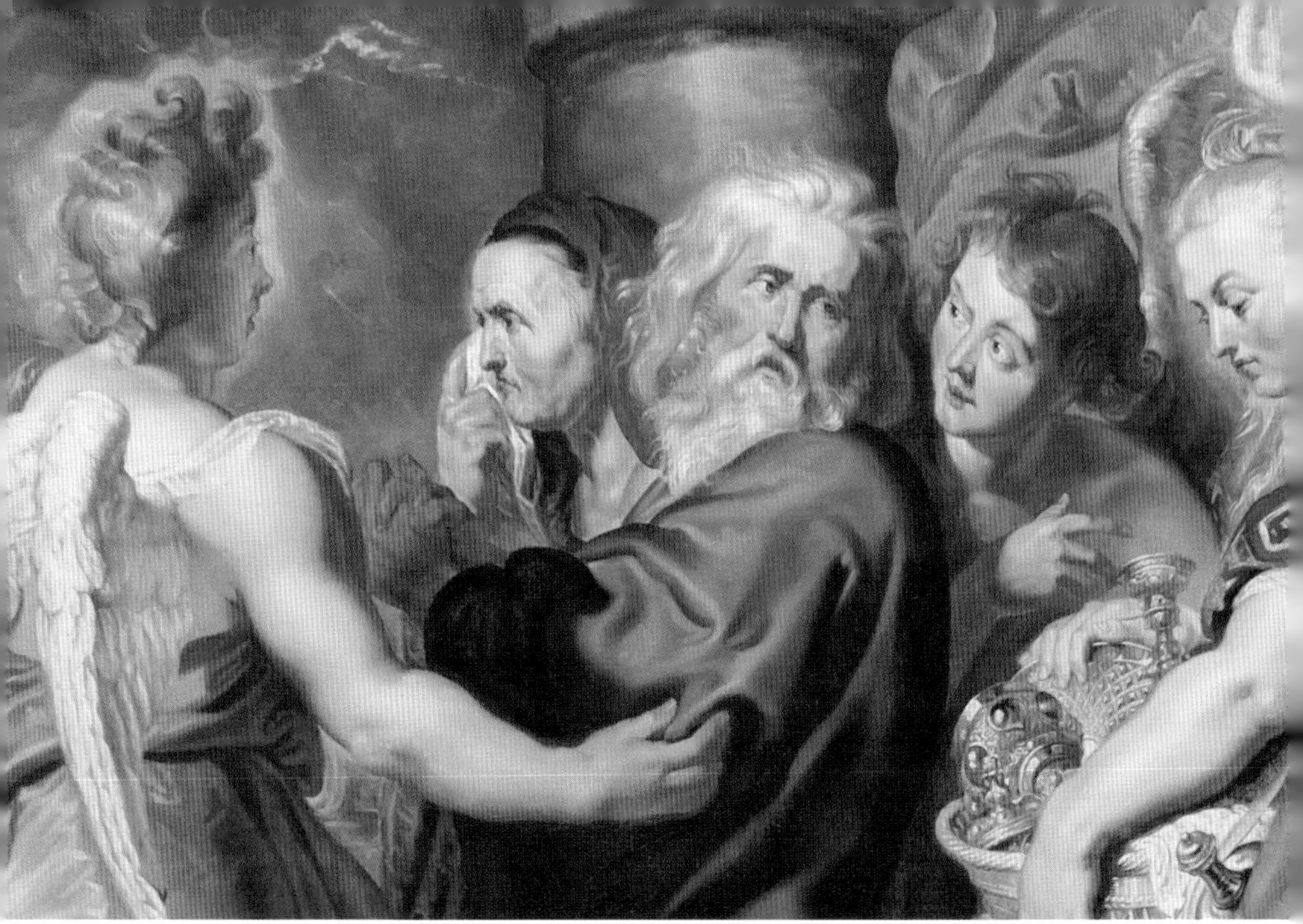

ヤーコプ・ヨルダーンス（に帰属）《ソドムを去るロトとその家族（ルーベンスの構図に基づく）》（部分）1618-20年頃　国立西洋美術館

ダーンスという人がルーベンス風に描いたものと言われています。《ソドムを去るロトとその家族》という作品です。天使が来て、「この町は滅びてしまいます。ここをすぐに出なければなりません」と告げているところです。女の人たちは、荷物をまとめて逃げようとしているけれど、男の人は振り返ってこの土地から離れるのを嫌がっているみたいですね。

参加者E：あー、だから、羽の描き方があんまりうまくないのかな。

AC：なるほど。ルーベンスなら、うまく描けた？

参加者E：そう、もっと立派な天使に。立派な天使に言われた方が信用できる。

AC：確かにそうですね。大切なものを持って逃げるんですからね。みなさんなら何を持って逃げますか？

参加者B：お金。

AC：なるほど、お金、大切ですね。

参加者C：私は非常持ち出し袋。

AC：さすが準備がいいですね。

参加者D：私も持ち出し袋。最近災害が多いしね。

AC：みなさん、素晴らしいですね。

《ナポリの浜の思い出》

AC：この絵に何が描かれていますか？　気になったこと、気づいたことがあったら自由に話してください。

参加者A：女の人。

AC：女の人は何人いますか？　何をしていますか？

参加者B：一人は赤ちゃんを抱いていて、もう一人は踊っている。

AC：そうですね。一人は赤ちゃんを抱いていて、もう一人は踊っていますね。

参加者A：赤ちゃんをあやしているんじゃないかしら。

AC：Aさん、どうしてそう思いましたか？

参加者A：赤ちゃんの方を見て、タンバリンを持っ

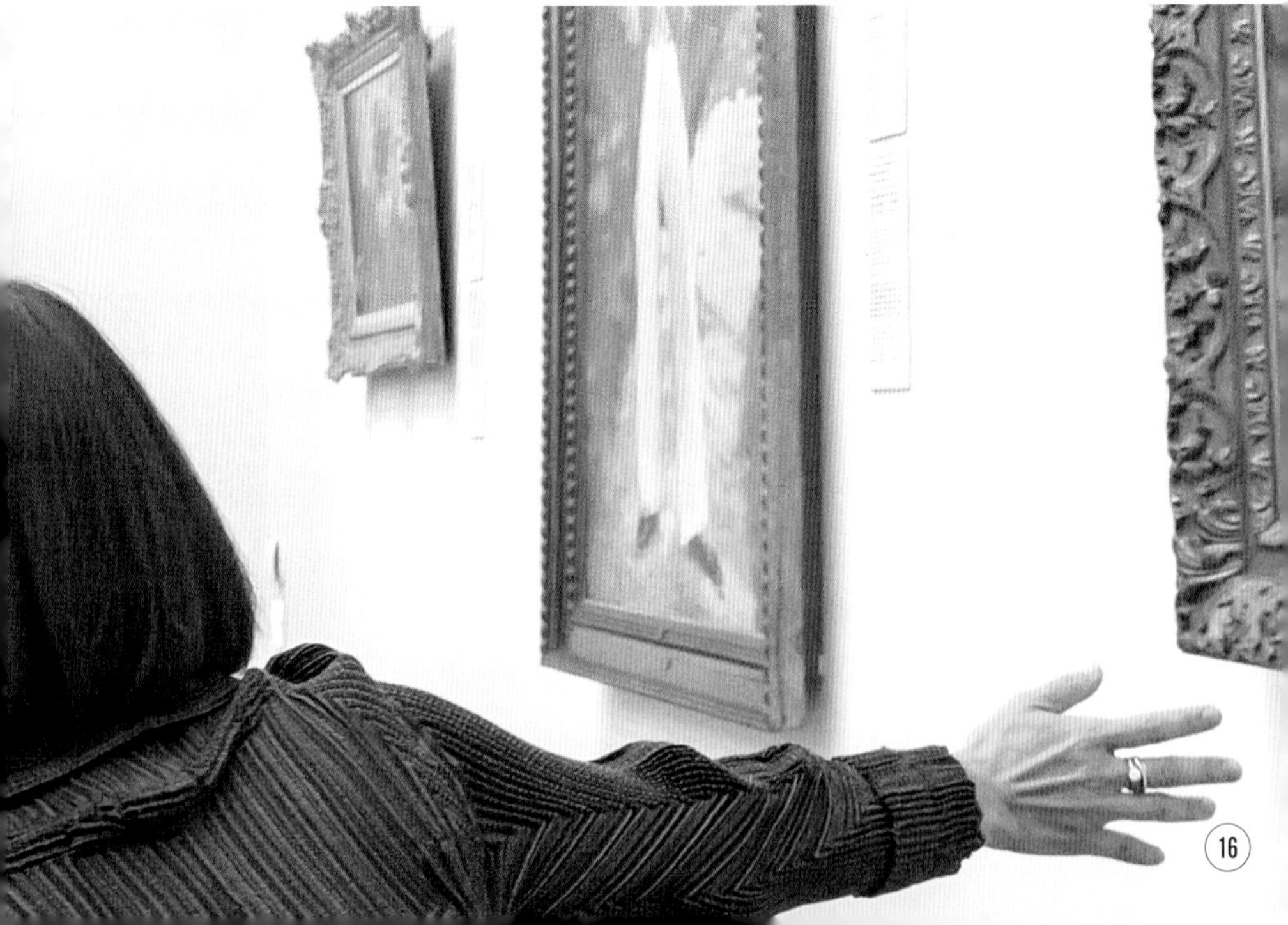

て、（踊るように）こうやって。

AC：（Aさんをまねて）赤ちゃんの方を見てこんなふうにね。あやしているのかもしれませんね。Dさんは何が見えますか？

参加者D：向こうには海。船があるね。

AC：船。ここですか？　白い帆が見えますね。

参加者A：ずいぶん大きな木。

AC：確かに大きいですね。何メートルくらいあるでしょう？

参加者C：10メートルくらい？　もっと？

AC：そうですね。人の10倍くらいあります。大きな木があって、遠くに海が見える。これはどこだと思い

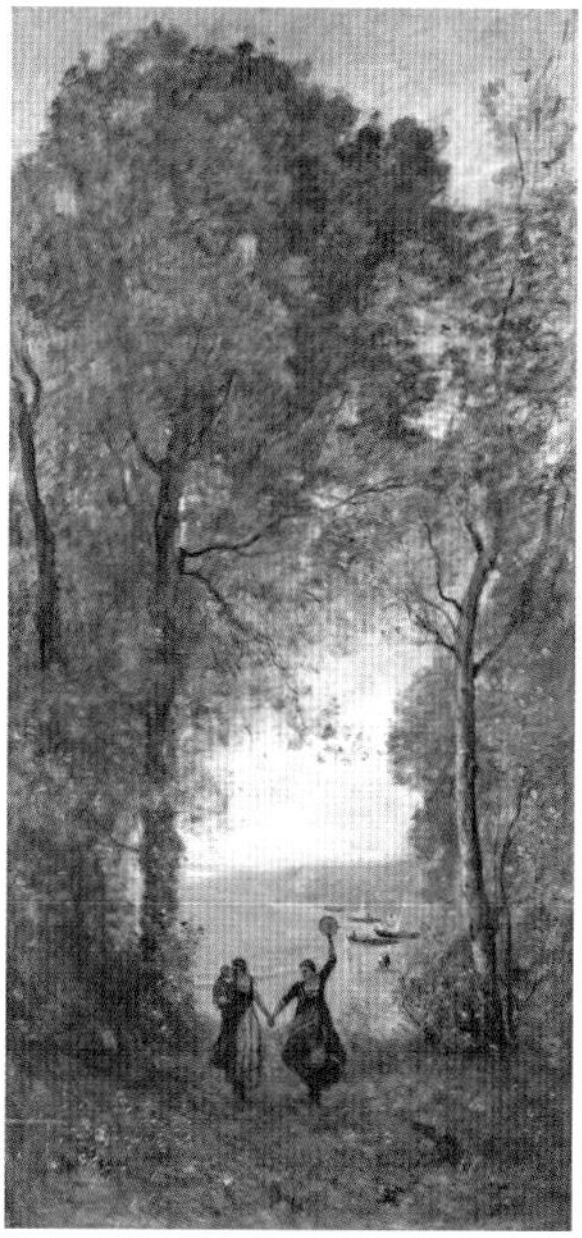

ジャン＝バティスト＝カミーユ・コロー
《ナポリの浜の思い出》1870-72年
国立西洋美術館

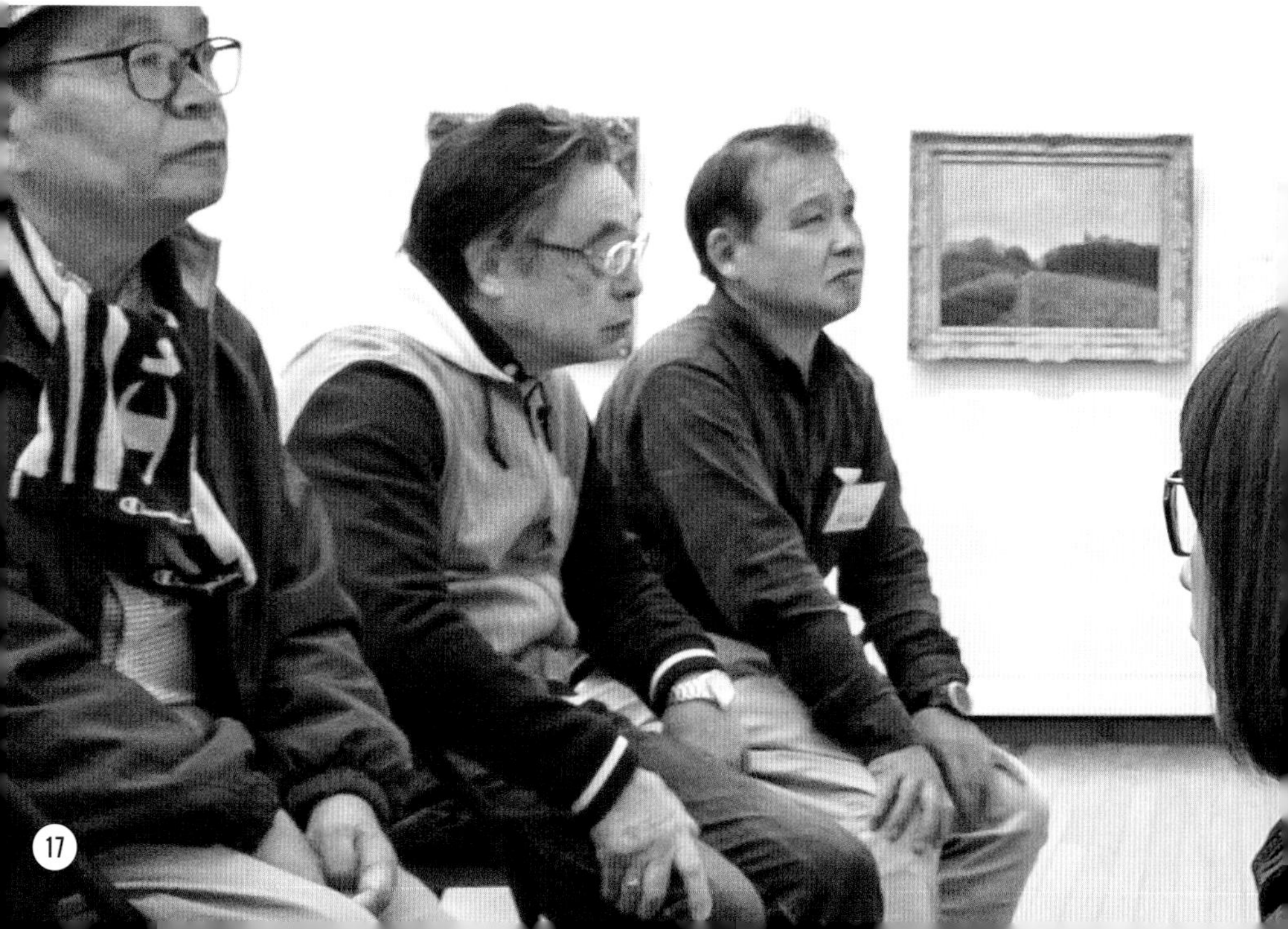

ますか？

参加者A：どこかしら。ヨーロッパの南のほう？

AC：この作品は、フランスの画家コローが若い頃に旅したナポリを懐かしく思って描いた《ナポリの浜の思い出》という作品なんです。みなさんにもコローにとってのナポリのように懐かしい場所はありますか？

参加者B：フランス？　私は、この絵、瀬戸内海かと思った。故郷が瀬戸内海なんです。こんなふうに木の間から海が見えて。

AC：そうですか。瀬戸内海ですか。故郷の風景を思い出されたんですね。Cさんはどうですか？

参加者C：私は、子供の頃、山形に疎開してててね。世話になっていたおじさんと山道を歩いていたら、ちょうどこんなふうに大きな木があって、木の間から村が見えて、おじさんがその向こうを指さして、「あっちが東京の方角だよ」って言ったんです。その時、急にお父さん、お母さんに会いたくなったんだけど、年下

ジャン＝バティスト＝カミーユ・コロー《ナポリの浜の思い出》（部分）1870-72年　国立西洋美術館

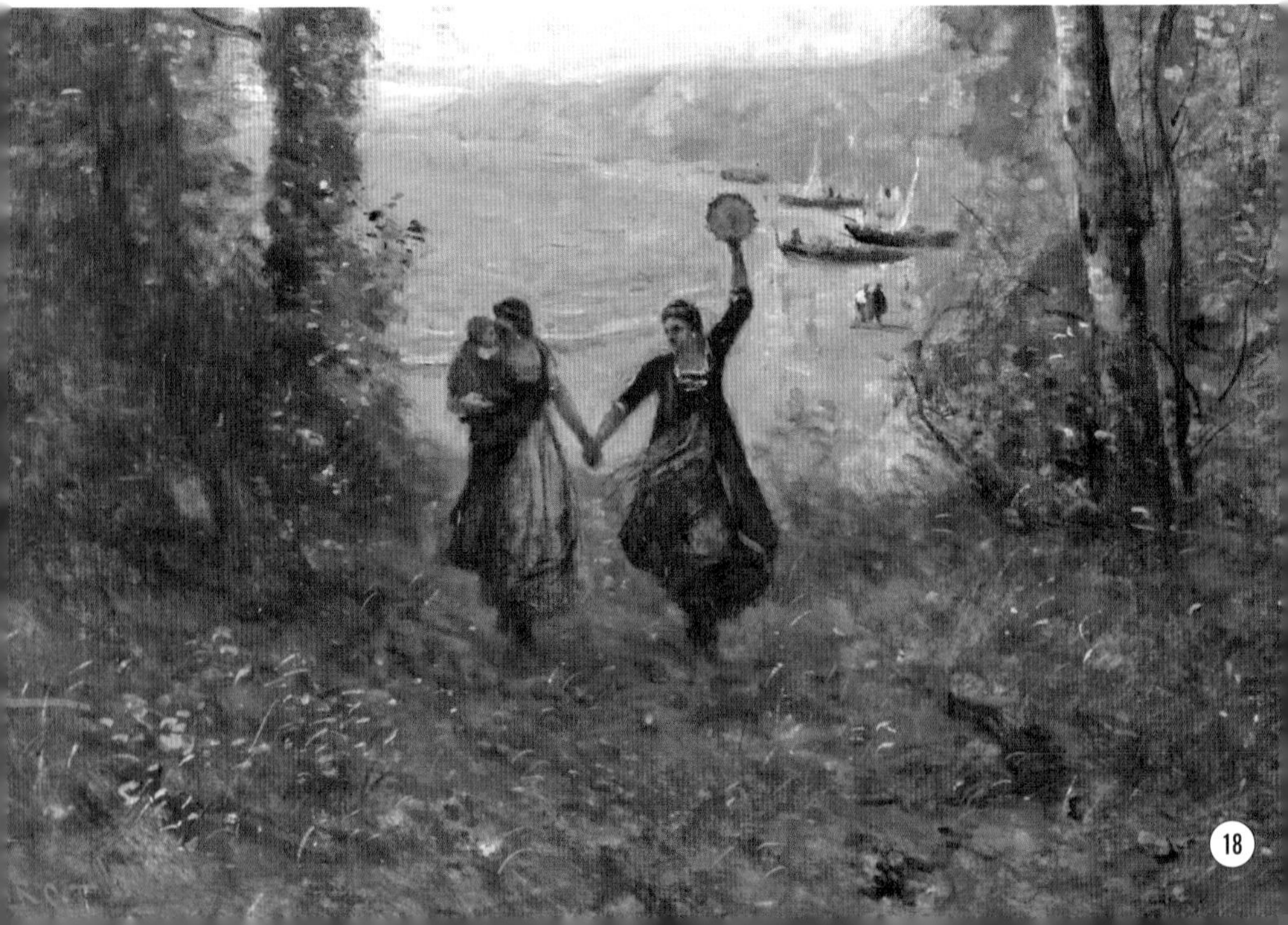

の弟が一緒だったから泣くのを我慢したんです。

参加者D：私は台湾を思い出しました。戦前の台湾で生まれたんです。急に戦争が終わってね。急いで本土に帰ってくることになって、友だちにさよならも言えずに帰って来なきゃいけなかったんです。

《睡蓮》

参加者A：あ、これ、教科書で見たことがある。

AC：そうですか。見たことありますか？　名画中の名画ですね。ここに何が描かれていますか？

参加者B：睡蓮と葉と、水面とそれに映る柳。

AC：睡蓮と葉と、水面とそれに映る柳が描かれています。自然のものがたくさん描かれていますね。これはどこだと思いますか？

参加者C：庭。

参加者A：池。

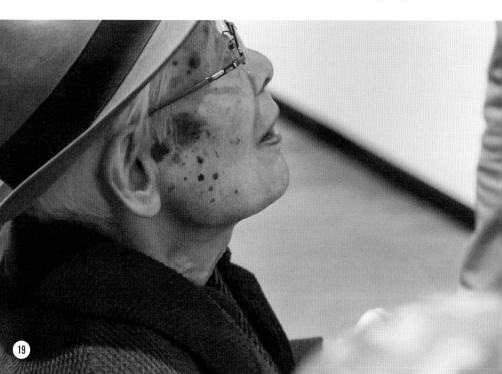

AC：そう、お庭で池ですね。どこの庭でしょうか？
参加者B：フランス？
AC：そう、フランスです。セーヌ川の上流にジヴェルニーという場所があるんです。有名なアーティストが描いたんですよ。
参加者A：そこに住んでたの？
AC：そうなんです。住んでいたんです。誰でしょう。Cさん、いかがですか？

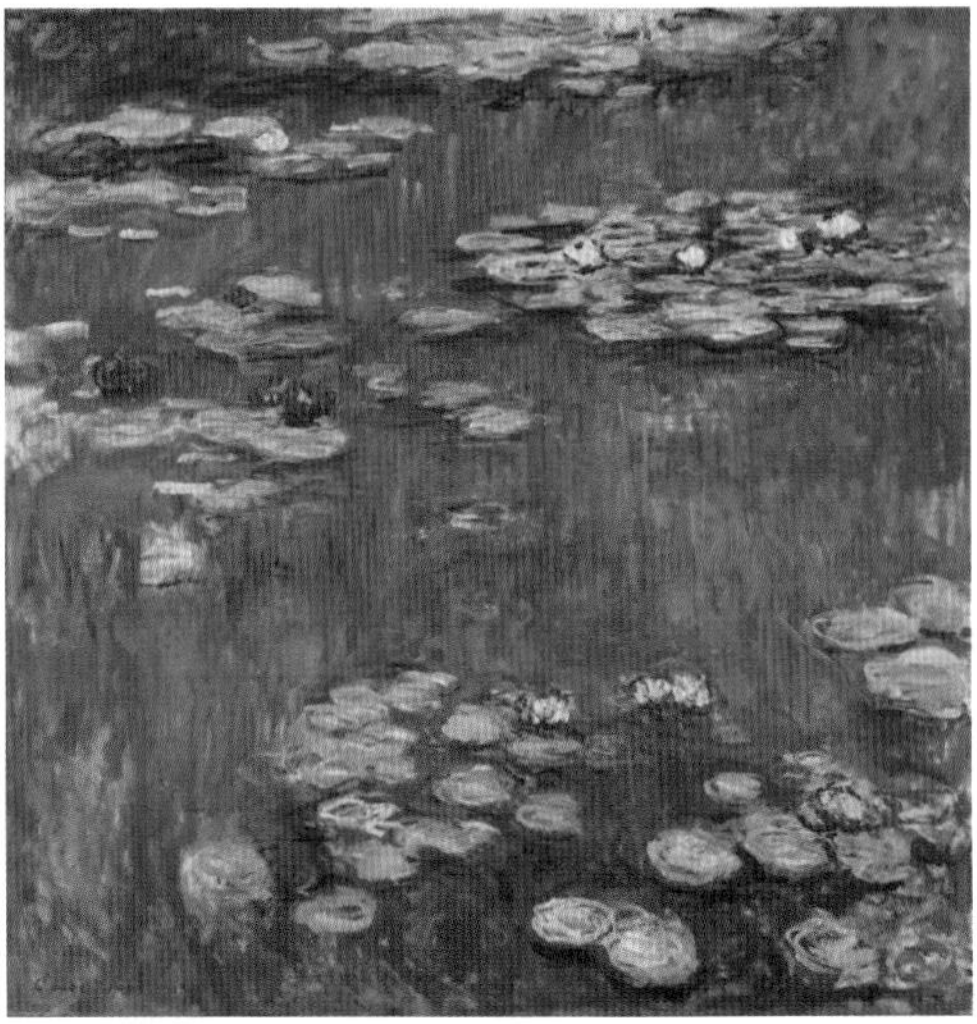

クロード・モネ《睡蓮》1916年
国立西洋美術館 松方コレクション

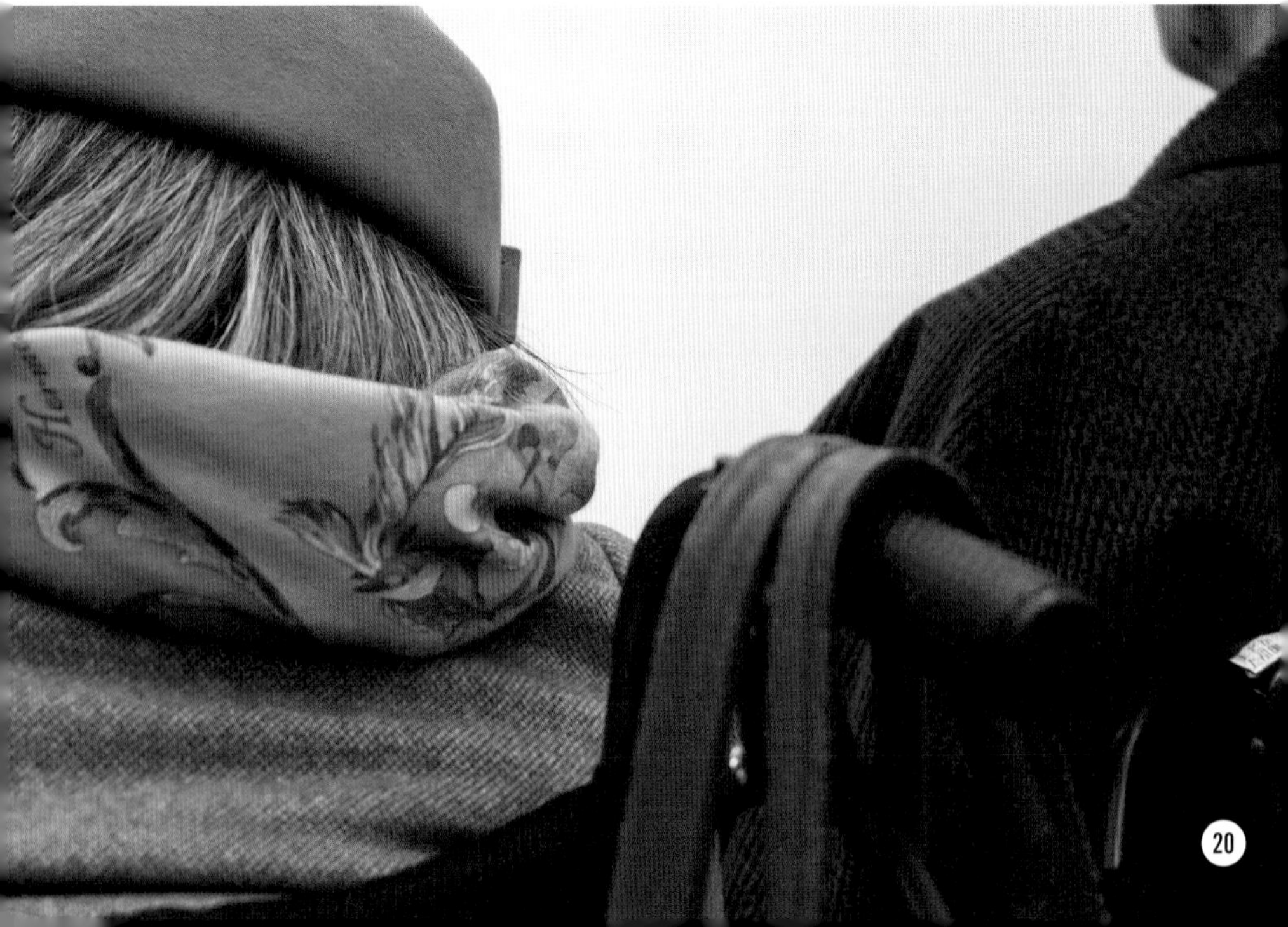

参加者C：モネ？

AC：そう、モネ。モネはね、ここに住んでいたんです。わざわざこのお庭を作りました。Eさん、ここが水だっておっしゃったんですが、この水はきれいな水ですか？

参加者E：澄んだ水ではないです。泥水。

AC：天気はどうでしょう。晴れていますか？

参加者A：晴れている。明るいもん。

AC：明るいとおっしゃったのは重要なポイントですね。みなさん、もう少し前の方に近づいて見ていただけますか。

参加者A：えー、これ何。なんだかわからない。

AC：何の花でしたっけ。遠くで見たとき。

参加者B：睡蓮。

AC：近くに寄ったら？

参加者C：わからない。

参加者B：睡蓮を描きたかったわけではないのでは？

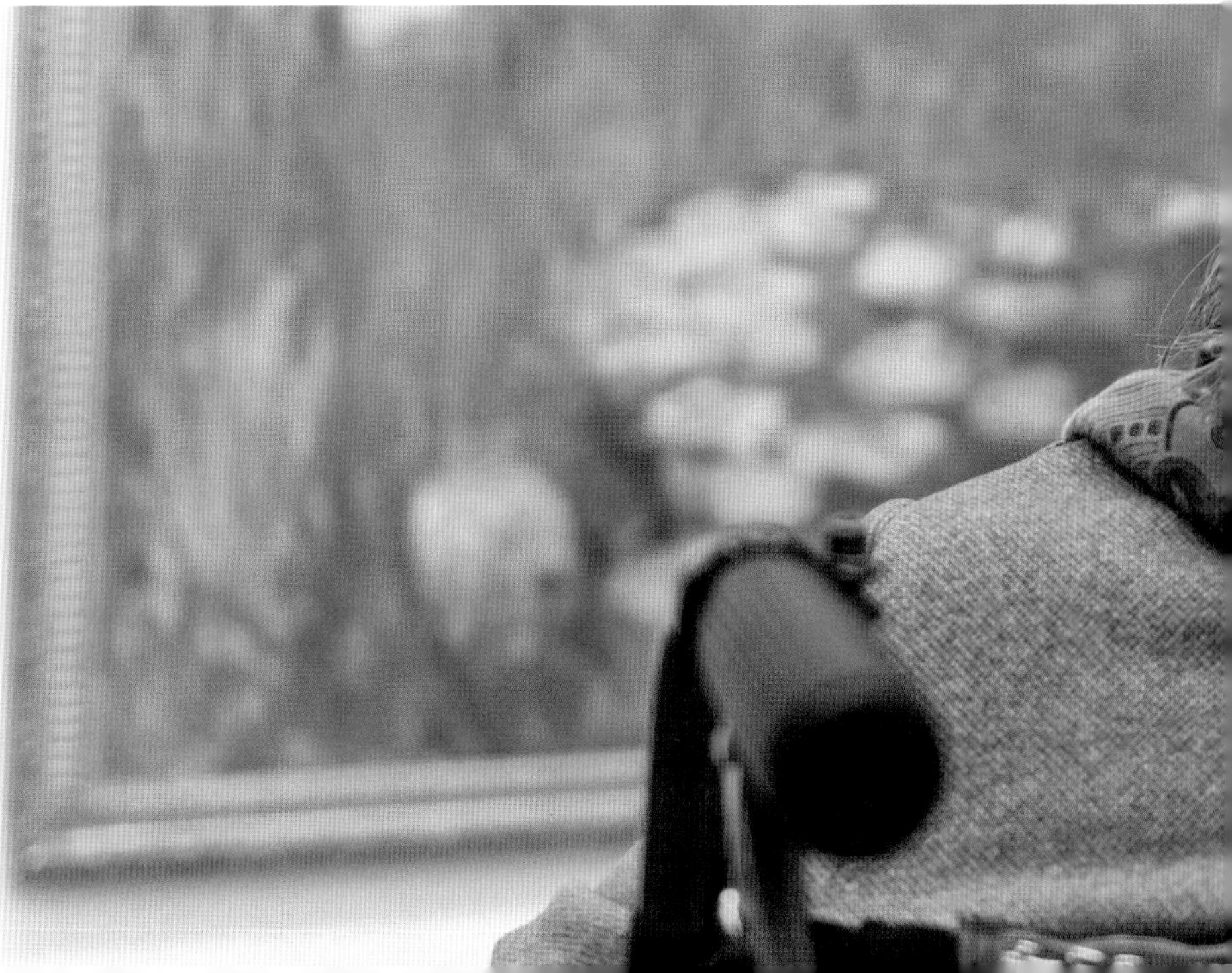

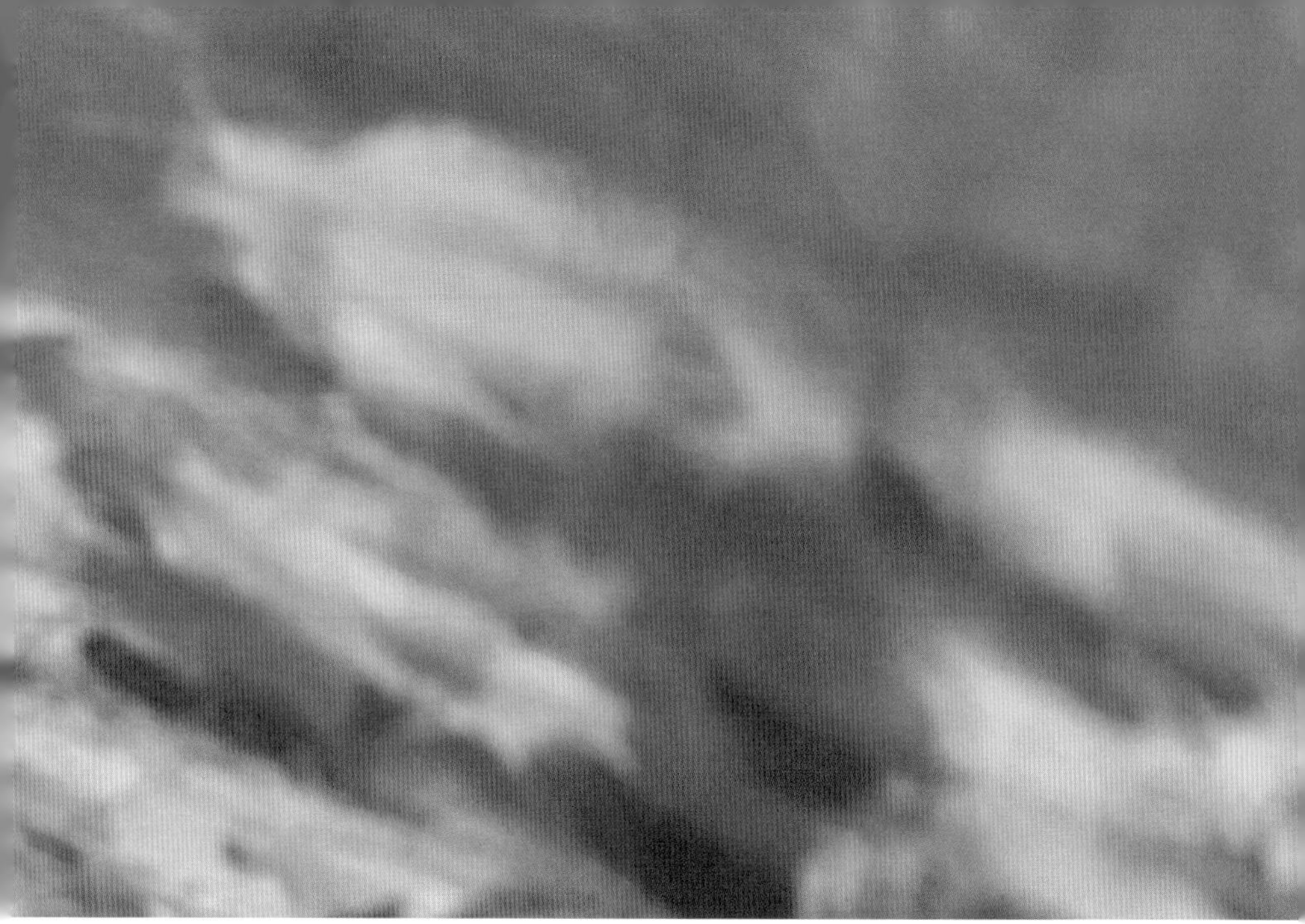

クロード・モネ《睡蓮》（部分）1916年　国立西洋美術館 松方コレクション

AC：何を描きたかったんでしょう？
参加者B：光とか？　水とか？
AC：そうですね。光や水面でしょうね。ところで、これらの睡蓮は何色で描かれていますか？
参加者A：赤、黄色、ピンク……んー、たくさんの色。
AC：たくさんの色ですね。いろんな色を使っています。
参加者B：睡蓮より明るく見える。バラみたい。
AC：確かに。どうして明るいのでしょう？
参加者B：絵の具を混ぜないから？
AC：そう。色を混ぜないから明るいんです。
参加者E：塗りたくっているね。
AC：そう。塗りたくっていますね。
参加者E：子供が描いたみたい。
AC：そう、近くで見ると、子供が描いたみたいに塗りたくっただけなのに、離れると睡蓮に見える。彼はそれを計算して描いています。

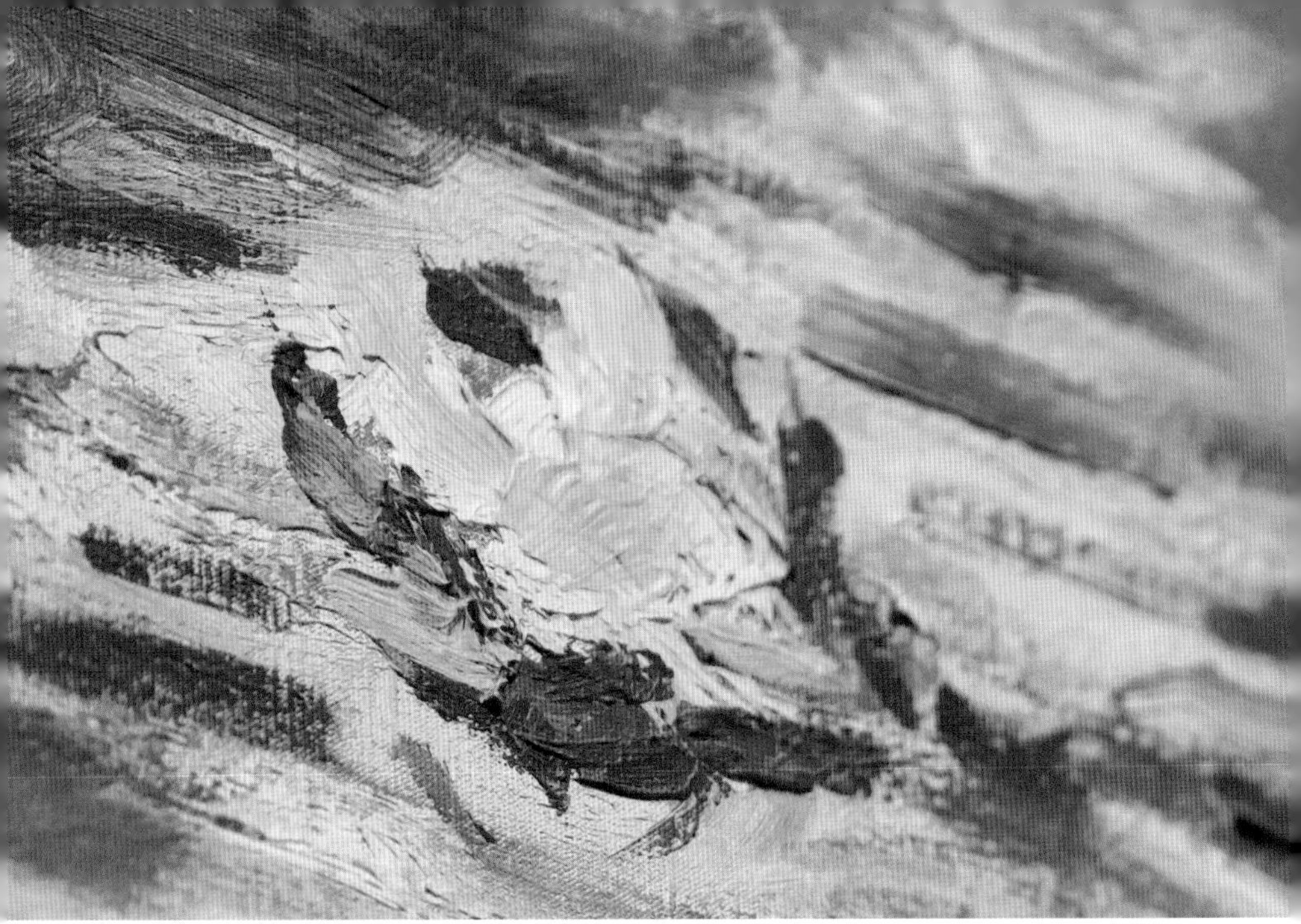

参加者A：へえ、計算したの。すごいな。
AC：今回の絵、まとめてみましょう。（手で示しながら）上の方には柳があってこのあたりには水があります。水には睡蓮が浮かんでいます。色がきれいな絵ですね。さて、モネはこの絵を描いた時、何歳だったと思いますか？
参加者C：晩年でしょ？ 60代？
AC：彼はこれを亡くなる10年前。76歳の時に描きました。
参加者A：俺と変わらないな。
AC：彼はこんな絵を何枚描いたでしょう？
参加者B：１００枚？
AC：もっと。
参加者A：２００枚？
AC：そう、２００枚。
参加者E：絵の具代も大変だあ。
AC：ほんとうに。日本に憧れて日本のような庭を

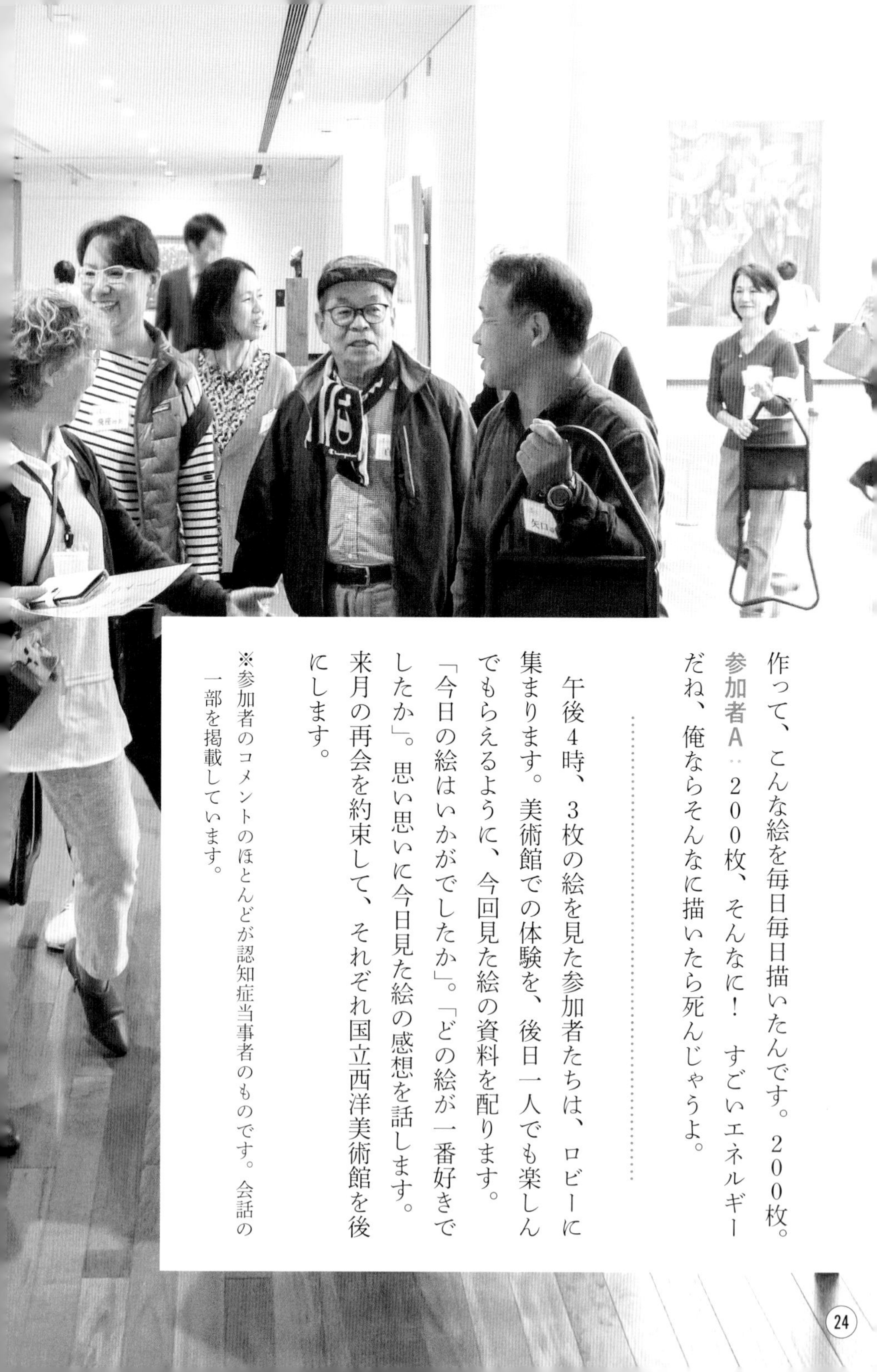

作って、こんな絵を毎日毎日描いたんです。200枚。
参加者A：200枚、そんなに！　すごいエネルギーだね、俺ならそんなに描いたら死んじゃうよ。

午後4時、3枚の絵を見た参加者たちは、ロビーに集まります。美術館での体験を、後日一人でも楽しんでもらえるように、今回見た絵の資料を配ります。「今日の絵はいかがでしたか」。「どの絵が一番好きでしたか」。思い思いに今日見た絵の感想を話します。来月の再会を約束して、それぞれ国立西洋美術館を後にします。

※参加者のコメントのほとんどが認知症当事者のものです。会話の一部を掲載しています。

1

アートリップの
7つの特徴

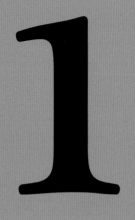

アートリップ（アートの旅）は、
認知症の方とそのご家族、介護士の方たちが一緒にアートを見つめて、
気づいたこと、感じたこと、思ったことを自由に話し合うプログラムです。
名作を見ながら、アートコンダクターが質問するスタイルで進みます。
一つの質問が新たな発見を生み、自分から考え、想像し、話し合います。
そして本人もご家族も想像もしなかった豊かな時間が流れます。
まさに、アートを通した時空の旅が展開されます。
認知症の方もご家族もあらゆる人が一緒に楽しめるプログラムです。

1

参加者が心から安心して、リラックスできる時間と空間

認知症の方は、とても感覚が鋭く、デリケートです。そのため自分を取り巻く人やモノに対して、時に否定的な感情を持たれることもあります。そしてその感情をストレートに表現します。人は誰でも、この人になら話してもいいなと思うから、自分の思うこと、考えることを話せます。それは認知症当事者の方も全く同じです。自分の話を聞いてもらえそうだと思うからこそ話ができるのです。

ここで大切になるのが、アートコンダクターと呼ばれるプログラム案内人の存在です。アートコンダクターは、参加者のみなさんが安心してありのままの自分自身でいることができ、思ったことを自由に表現できる時間と空間を参加者と一緒につくり出します。安心してアートの旅に出発していただくには、参加者が何を話し出すか予測不可能な中でもその言葉一つひとつを大事にして、対話につなげていくというアートコンダクターの高い能力が必要とされます。

まず、大切なのは笑顔の自己紹介とあいさつです。プログラムが始まる前、アートコンダクターやスタッフは、彼らがプログラムに参加してくれることを心からうれしく思っていることを参加者一人ひとりに態度や表情、言葉で伝えます。

言うまでもなく見せかけではだめです。**参加者がどんなふうに作品を見るのか、どんなコメントを発してくださるのか関心を持つことが必要です。**当事者の方々は、人生の先輩であり、演技は通用しません。アートコンダクターも心を開いて正直になることが要求されます。

その後、約1時間をかけて10人ぐらいのグループで3、4枚の絵を1枚ずつ、いすに座ってじっくり見ていきます。作品だけが目に入るように、座っていただくことも重要です。視界に絵画以外のものが入ってくると、認知症の方は他のものに関心が移っていってしまいます。些細なことのように思えますが、**いすに座ること、そして、その位置はとても重要です。**

通常、認知症の方は一つのことに1時間も集中することは難しいといわれますが、同席する介護士さんやご家族が「こんなに集中するのを見たことない」というほど、みなさんプログラムに集中されます。**目の前に絵があって、それ以外のものが目に入らない環境が用意されれば、気が散ることはありません。**

認知症の方は、短期記憶力が低下するので、ちょっと前に聞いたことや見たことを忘れてしまうことがあります。また、認知機能が低下するので描かれた状況を一目で理解することはできないこともあります。しかし、**目の前で起こっていることを、一つひとつ分解して、順序立てて理解することができれば、それに反応したり、**

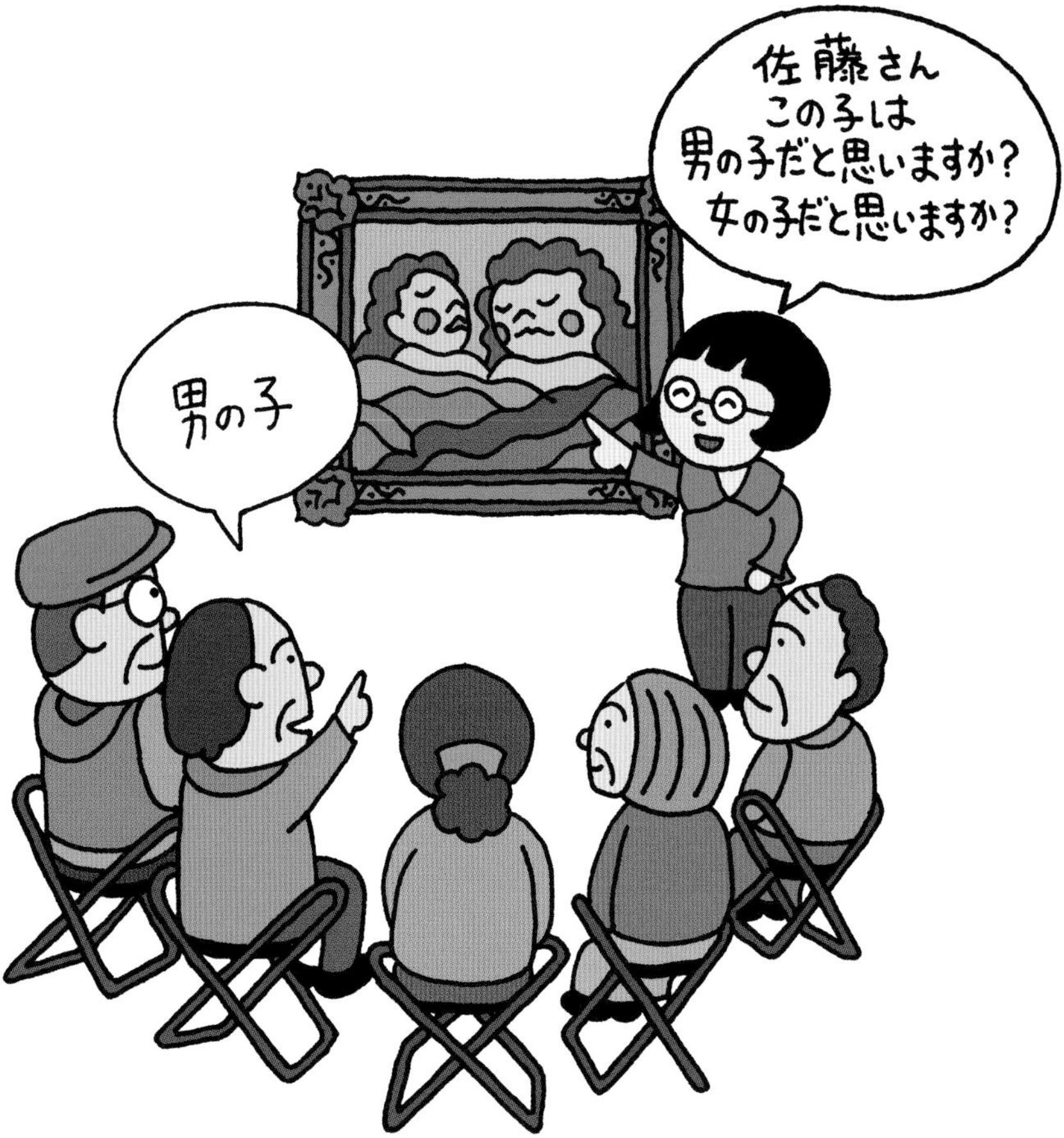
佐藤さん
この子は
男の子だと思いますか？
女の子だと思いますか？
男の子

感情を持ったりすることはできるのです。

アートコンダクターは、認知症の方が理解しやすいように、**「○○さん」と名前を呼んで、目を見ながら、ゆっくりと短い言葉で一つだけ尋ねるようにします。そして、答えていただいたことを繰り返します。**そうすることによって、短期記憶力や認知機能が落ちた方でも描かれていることを理解することができるのです。

絵は一部分を見ただけでは理解できません。そこで、5分前に話したことをもう一度思い出していただけるように、**最後に絵の全体をまとめるようにします。**例えば、「上の方には青い空が描かれている。真ん中あたりには男の人と女の人が歩いている。下の方には明るい色の草花が描かれている」といったように、答えていただいた内容をまとめるようにします。そうすることで、短期記憶力が低下した方でも絵の全体を把握することができます。絵は動かないので彼らは時間をかけて理解しながら見ることができるのです。

アートコンダクターは、参加者のみなさんを認知症患者としては見ません。**「何が描かれているかを認識するのに時間がかかる」、あるいは「言葉がなかなか出ない」、「ユニークな発言をする」といった特徴のある参加者だと考えます。**それぞれの方の特徴に気づくことさえできれば、プログラムは参加者が認知症の方だと気づかれないくらい自然に実施できます。

2

参加者の発するすべての言葉をそのまま受け止めるということ

認知症の方は、認知力や短期記憶力が低下しているので、同じことを何度も言ったり、**普通では考えられないようなことを突然言い出したりすることがあります。**例えば、明らかに犬だと思うものを見て、「猫がいる」と言ったりもします。でも、アートコンダクターはそれを否定しません。だれが見ても犬だと思う動物を参加者が猫だと言った場合、そのような**コメントにも理由があるものなので、私たちはそれをくみ取る努力をします。**なぜ、そう思ったのかを聞きます。すると描かれている犬の色が、自分が飼っている猫の色と同じだったからだということがわかります。色を見て猫だと言っているのです。

また、何度も同じコメントをする場合にも、「さっき言ったじゃない」とは決して言わず、**何度でも、それを初めて聞くようなつもりで受け止めます。**なぜなら、彼らはついさっき言ったことも忘れているので、思ったこと、感じたことを一生懸命に伝えようとしているからです。参加者の現実をアートコンダクターも自分の現実としてとらえ、寄り添うことが重要です。

そして、何より絵画や彫刻といった**アート作品は人によって、また同じ人でもそ**

の時の状況によって見え方が異なるということです。数学の世界であれば1＋1は2しかありえませんが、**アートの世界に一つの見方というのはありません。**10人いれば、10人が異なることを感じることもあるのが絵画の素晴らしさなのです。

優れたアート作品は答えを提示するものでなく、私たちに問いかけるものであり、見る者によって多様な解釈をさせることができるのです。特に抽象画のようにはっきりとした答えがないものを見たとき、**参加者は自分の言うことが肯定されていくことで自信を取り戻していくこともあります。**そして、より積極的にプログラムに参加してくれるようになります。1時間の中でも1枚目より2枚目、2枚目より3枚目とだんだん発話も増え、語彙もたくさん出るようになります。たった1時間の間にも変化があるのです。

参加者は自分が言ったことがそのまま受け入れられることにより、プログラムを楽しみ、認知症という病によって失われてきた自尊心が高められることで、一緒に参加するご家族との関係も改善していきます。

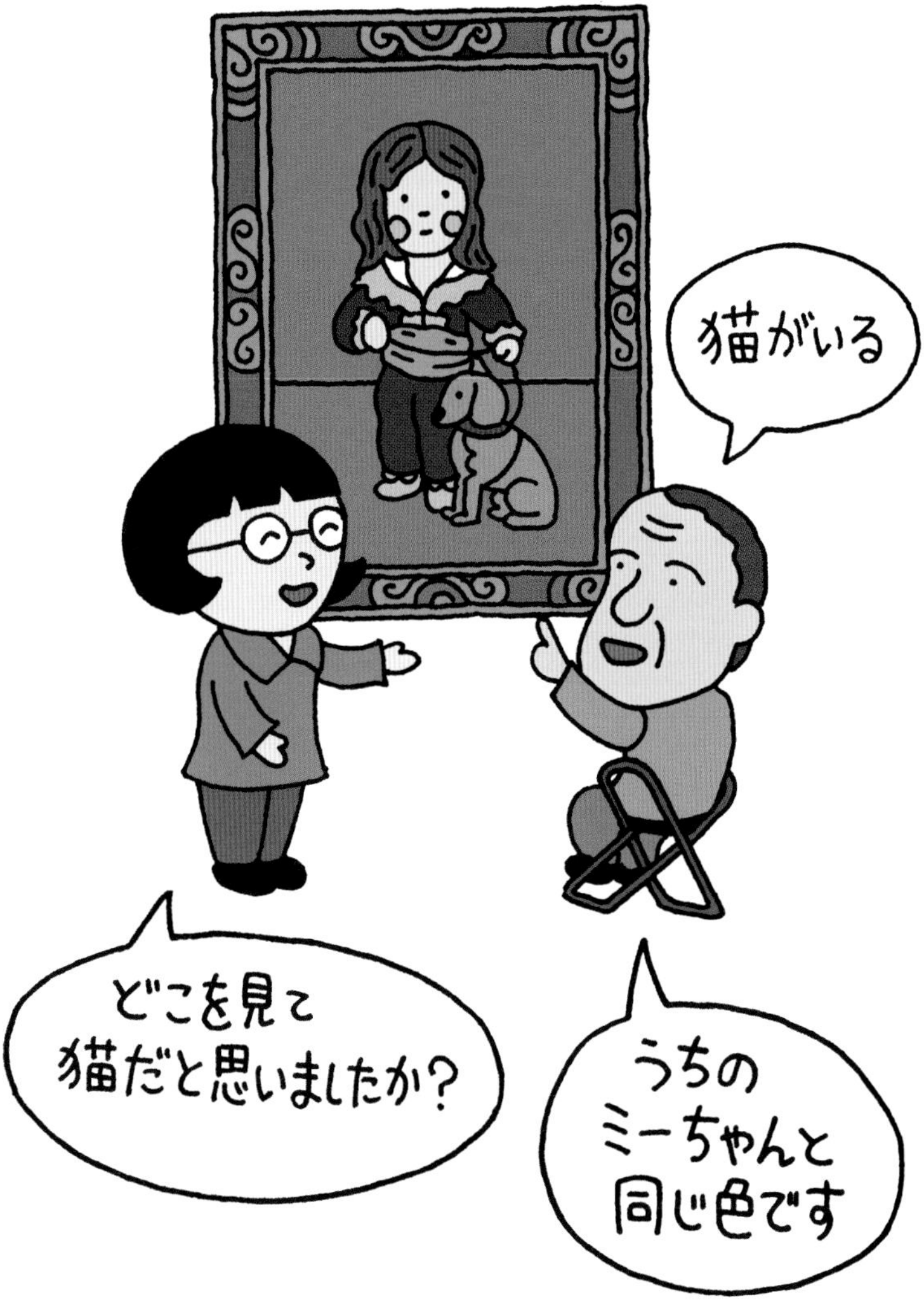
猫がいる
どこを見て
猫だと思いましたか？
うちの
ミーちゃんと
同じ色です

3

その人の能力を最大限に生かしたプログラムであること

認知症になってもすべての能力が機能しなくなるわけではありません。良い刺激によって脳は死ぬまで成長することが医学的にも証明されています。そして、最後まで残る部分は、情動をつかさどる部位、つまり、感動したり、喜んだり、怒ったり、美しいと感じたりする部位です。認知力が衰え、論理的思考が難しくなっても人間としての感情は残ります。これは神様から人間への贈り物だと思います。

アート作品を鑑賞するのに、最も必要とされる能力は作品を見て何かを感じることです。作品を細かく分析したり、何が描いてあるかを詳細に把握できたりしても、その作品から何も感じないのであれば作品を見る意味がありません。何より必要なのは、素直に感じる心なのです。

アートは、アートとそれを見る人との間でコミュニケーションが成立して初めてその存在意義があると言えます。そこに何を感じるかは見る人の人生経験や価値観、性格、また、その時の気分によって変わります。

認知症の方と一緒に作品を見ていると、彼らはなんて素直に感じることができるんだろうと感心します。健常者の多くは作品を見ても、自分の見方が間違っている

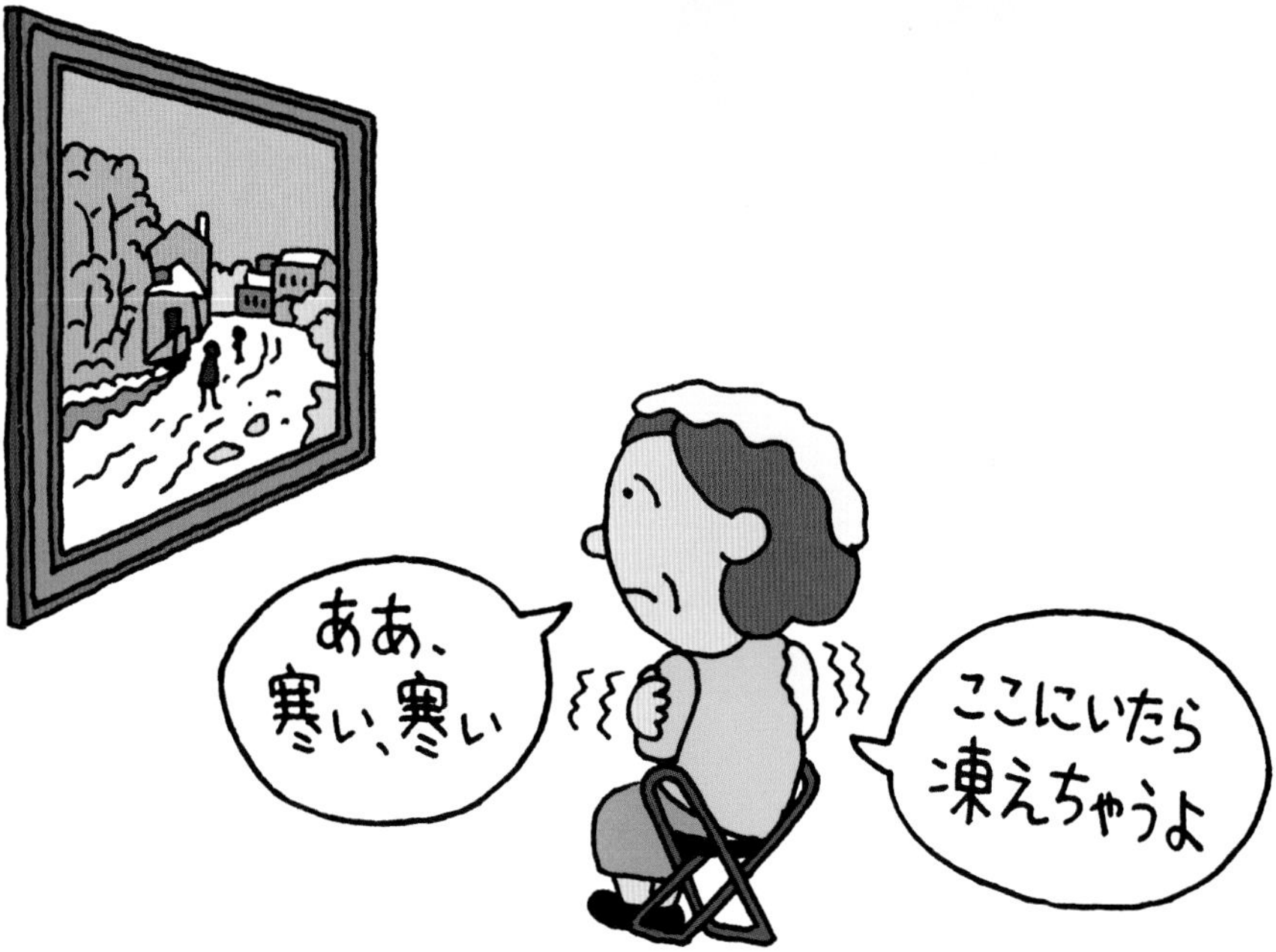
ああ、寒い、寒い
ここにいたら凍えちゃうよ

のではないかなどと考えてしまって、それを素直に表現することができなかったりします。しかも、グループで鑑賞するので、自分が何を思ったのか、感じたのかを人前で素直に表現できない方も少なくありません。

認知症の方の絵の見方は直観的です。モネの《雪のアルジャントゥイユ》を見て、「あー、寒い、寒い」と背中を丸めた方がいらっしゃいます。ルノワールの《すわるジョルジェット・シャルパンティエ嬢》を見ていて、「かわいいね。いい子だね。ドアを開けとくからいつでも遊びにおいで」と話しかけた方がいらっしゃいます。

絵の中で何が起こっているのかの分析が終わる前に心に感じたことが、まず、コメントに出てくるのです。そして、**先入観や合理性、凝り固まった常識から解放されている彼らの指摘は、それがまさに作品の本質であることが少なくないのです。**

4

脳のあらゆる部位を刺激する活動であること

作品を見る、思考する、聴く、話すという行為により、脳の多様な部位を同時に刺激します。例えば、見る行為は後頭部の視覚野を刺激しますが、色ごとに刺激される部位が異なります。様々な色、細い線、太い線、かすれた線、形、描かれた人物の表情、服装、背景等、挙げるとキリがありませんが、それらの一つひとつには、作品が描かれた時代の背景や雰囲気、作家の人生、こだわりなどが込められています。

通常私たちは美術館に行っても一つの作品をじっくり見るということはあまりありません。じっくり作品と向き合い、心の底から感嘆すると、見る人と作品の間に特殊なつながりが生まれます。アートリップでは、いすに座って15分ほど、絵画を隅々まで見つめますので、実に様々なことに気づきます。

アートコンダクターは、参加者が気づいていない点やそこに描かれていないことを想像させるような質問もします。その誘導によって、**絵画についてはもちろん、絵画を飛び出して、時空を旅することができるのです。**回想法といいますが、80年、90年という年月を過ごしてきた**高齢者は絵画の中の様々な要素に反応して、頻繁に昔のことを思い出します。**

人はすべての作品に同じように反応するわけでなく、それぞれの人が何かのきっかけで特定の絵画に特に強く反応するようです。それまで口数の少なかった方が突然、堰を切ったように話し出すことは珍しくありません。

昔の台所の写真を見て子供の頃住んでいた家の台所を思い出したり、お釜を見てお母さんを思い出したり、一緒にご飯を食べたことを思い出すことは理解できます。しかし、行ったことも、見たこともない南仏の港や山の絵を見て、自分の故郷を思い出したりするのです。そして、同じ絵を見てもそれぞれに思い出されることは異なります。

それは**絵がただ写し取っただけの風景でなく、画家の感情が込められている、また、いわゆるその風景の本質がそこに描かれている**からではないでしょうか。それは目の前の絵画との関係から出てくるということです。これこそが絵の訴求力の強さ、アートの力を感じる瞬間です。

アートリップでは、何よりアート作品を通して、参加者はただ自分がどう思ったかだけでなく、歴史、風俗、人間の感情などいろいろなことを知ることになります。参加者アンケートによるとプログラムを評価するポイントとして、「新しいことを学べた」という答えが一番多い感想です。**人はいくつになっても新しいことを学びたいという欲求があるものです。実際の旅ができなくても、アートを通して未知の体験ができるのです。**

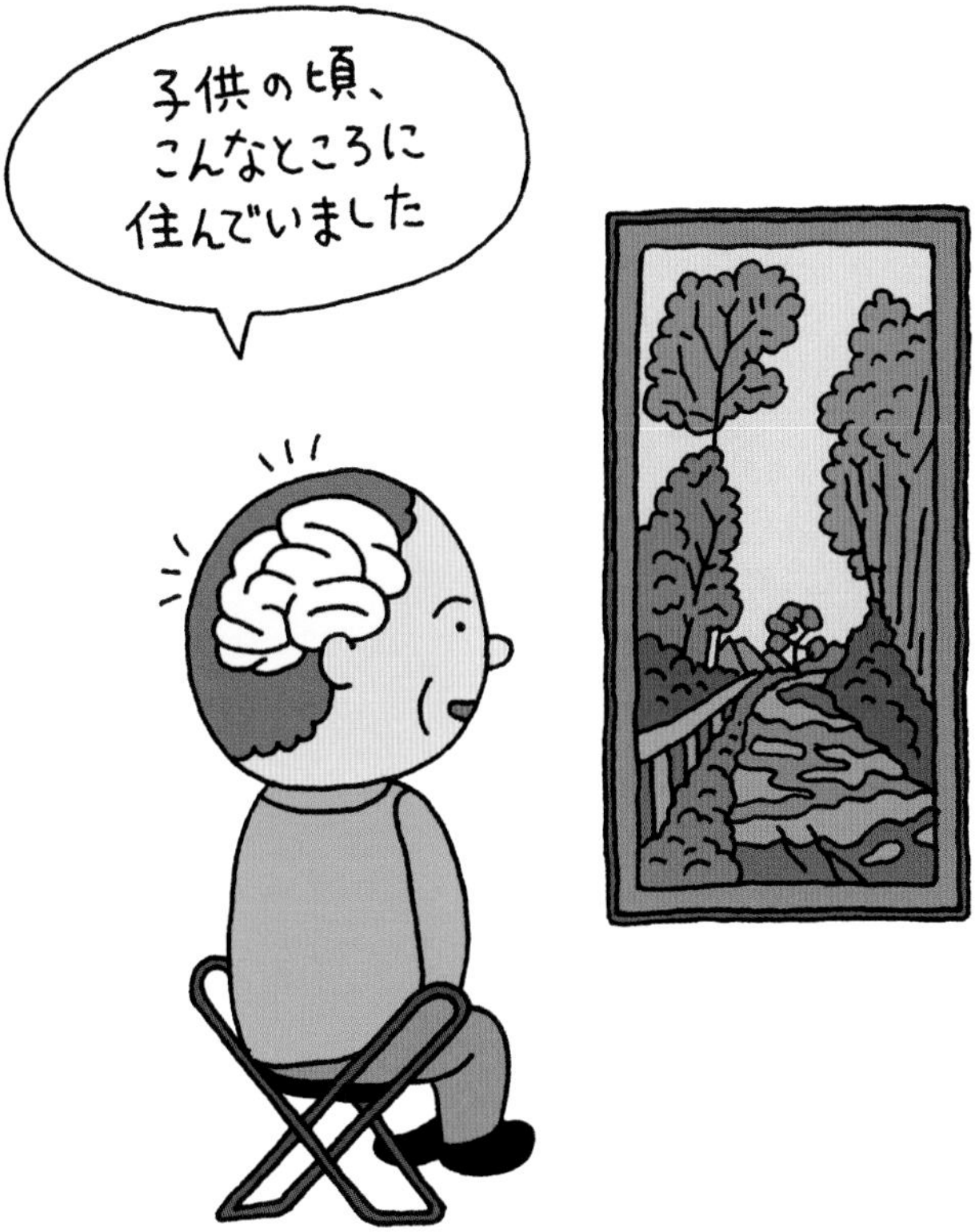
子供の頃、
こんなところに
住んでいました

5

美術館というハレの場、美術という特別なもの

美術館は、これまで美術に関心をもってこなかった方にとっては行きづらい、あるいは、敷居が高いところと感じられるかもしれません。しかし、そこで温かく迎えられて、楽しい体験をすれば、とても居心地のいい場所になります。

昔から日本では、ハレとケという言い方があります。ケ（日常）には、ハレ（祭り）が必要です。アートリップに定期的に参加している方たちは、月に1度のアートリップの日を楽しみにして、当日はおしゃれをしていらっしゃいます。

アートリップは絵を鑑賞することだけが目的ではありません。毎月会う他のご家族と親しく話をしたり、近況報告をしたりして交流することも楽しみになっています。それまでは、引きこもりがちで家族と話をすることもなく、1日中パジャマで過ごしていた方が次のアートリップには新しい服を着ていきたいと言い出して、ご家族と一緒にデパートに行った方もいらっしゃいます。絵を見る面白さがわかって、娘さんに頼んで、生まれて初めて図書館で画集を借りてきてもらった方もいらっしゃいます。アートリップに参加すると普段より食欲も出るので、帰りに親子でゆっくり外食することが楽しみになっているという方もいらっしゃいます。

アートリップは、参加者の日常も変える、月に1度の小さな旅でもあるのです。

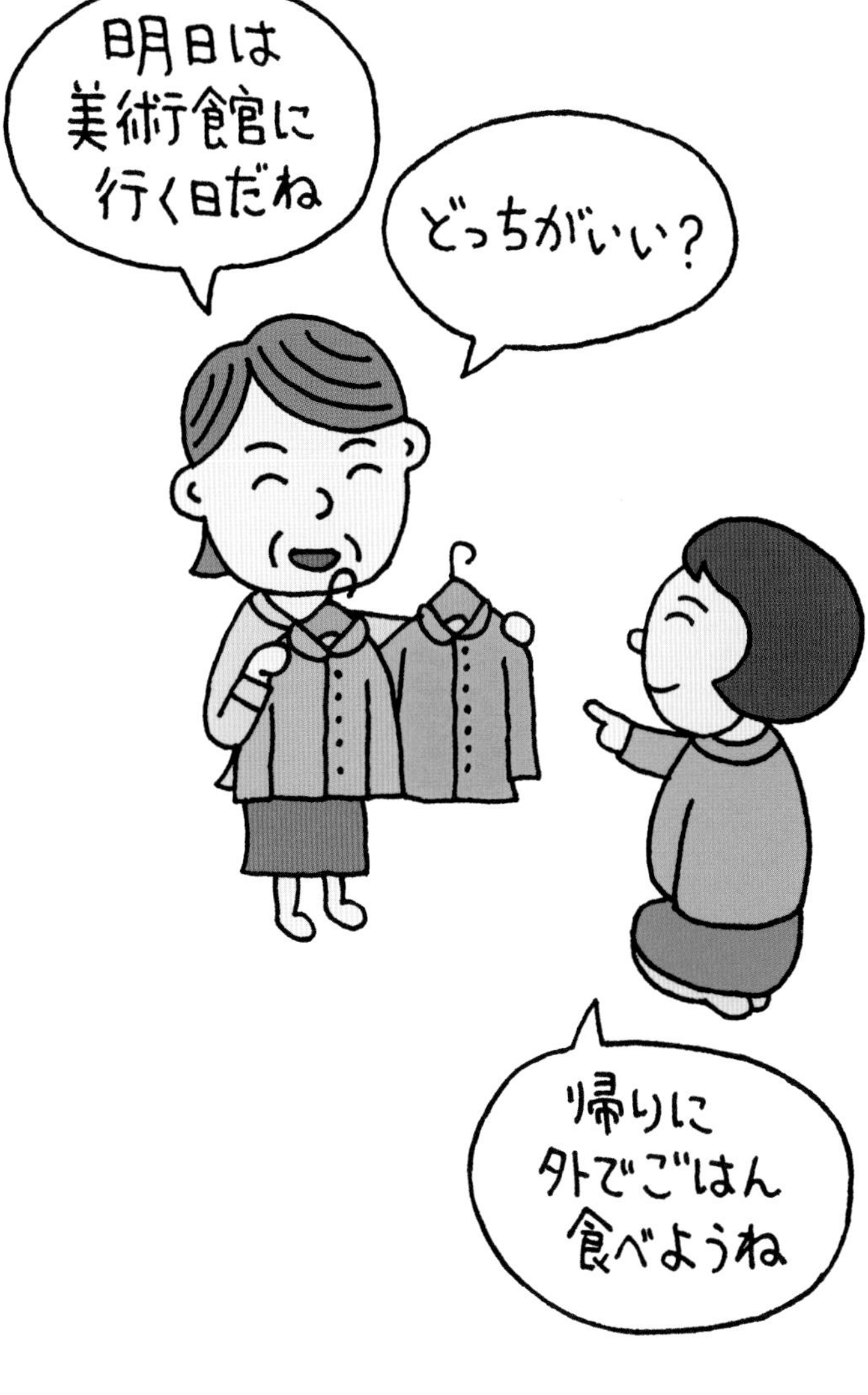
明日は
美術館に
行く日だね
どっちがいい？
帰りに
外でごはん
食べようね

6

絵の前ではすべての人が平等である

認知症の方もご家族も介護士もアートの前ではすべての方が平等です。アートリップの対話をリードしてくれるのは、多くの場合、認知症の方のコメントです。絵を見て感じたことを素直に口にする**数々のコメントは、驚くくらい絵の本質に迫ることが多いのです。**

認知症の方が興味のあることを無視してシナリオ通りにプログラムを進めることはできません。想定外の話でも、参加者の興味の方向に会話を進めることが重要です。アートの前ではすべての人が平等である。これは私の経験から得た信念です。アートの知識がなくても参加できるのかという質問をよく受けますが、問題ありません。これまで全く絵画を見たことがない方、美術館に行ったことのない方もプログラムを楽しんでいらっしゃいます。最初に体験された後、「絵を見るのって楽しいんですね」とおっしゃって、回数を重ねるうちに、「作家について調べたいから、作家の名前を書いてほしい」とノートを持ってきた方もいらっしゃいます。アートの喜びを知るのに年齢は関係ありませんし、資格も必要ありません。アートリップは誰でも自然にアートが好きになって、アートの世界の旅を楽しめるようになる。そんなプログラムです。**アートを知るだけでなく、一緒に絵を見ている人たちのこと、**

そして何より自分自身を知ることができます。

どの程度の認知症の方ならアートリップに参加できるのかと質問されることがありますが、初期でも中期でも、かなり症状が進んでからでも、アートリップはそれぞれの参加者が無理のない形での参加が可能です。目の不自由な方も参加できます。**目の不自由な方は、他の参加者の対話を聞いてどんな絵なのかと想像をふくらませることができます。**話すことができない方も参加されます。**声を発することができなくても、目や表情、うなずきでプログラムに参加することができます。**

かつて重度の認知症の方が参加されたことがありました。車いすの彼は私たちが理解できる言語を話しません。パナソニック汐留美術館に3人のご家族と一緒にいらっしゃいました。今でも鮮明に覚えているのですが、ワシリー・カンディンスキーの《商人たちの到着》を見ていた時のこと。一生懸命に話されるのですが、どうしても何を言っているのかわからない。それでも、何を言おうとしているのかを私が一生懸命に知ろうとしていると、彼はジェスチャーで自分の言いたいことを表現しはじめました。両手を右に大きく振る動作をしました。私にはそれが、「どかす」という意味にとれました。それで、「ああ、この部分をどかす、いらない、という意味ですか？」と尋ねると大きくうなずきました。絵の右下に人々や船、荷物と沢山のものが描きこまれているから、この部分はない方がいいとおっしゃっていたのです。

確かにこの部分は他の部分に比べて細かく描きこまれていて、ごちゃごちゃして見えたのかもしれません。私が彼の意図をつかむと彼は大きくにっこりと笑いました。

言葉を話せても人前ではお話しされたくない方もいます。そういうときには無理にコメントは求めません。圧力を与えては居心地が悪くなってしまいます。ただ、彼らの存在をアートコンダクターがしっかりと認識していること、彼らもまた旅の一員であることをしっかりとわかる形で伝えないと、自分は無視されていると感じてしまいます。

以前、問いかけに対して、困ったようにはにかんで笑うだけの女性がいました。困らせてはいけないので、同席しているご家族に問いかけをするのはやめた方がいいかと尋ねたら、そんなことはない、母は声をかけられるのをとても喜んでいるのです。答えなくて申し訳ないけど、ぜひ声をかけてくださいと言われたのです。

答えたくない、答えられないからといって、彼らを無視するような行動はよくないのです。それ以来、**参加の度合い、発言の度合いはまちまちでも、彼らが旅の一員であることを常に念頭に置き、それを態度で示すようになりました。**そんなシャイな方々も参加を重ねるうちに徐々に積極的になり、意見も出してくださるようになります。

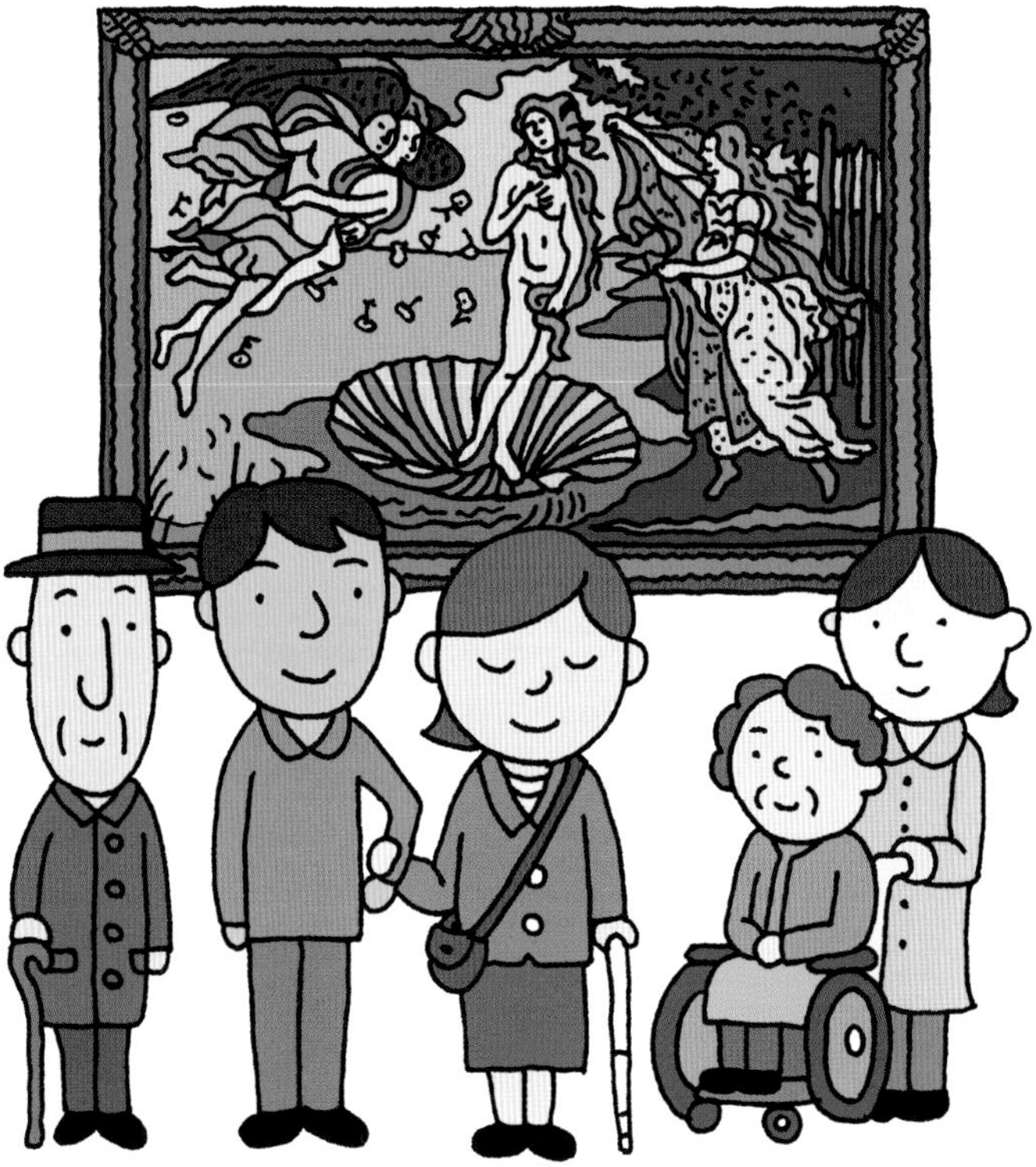

7

誰でも成長していけるプログラムであること

アートリップは継続が大事です。 1回目より2回目、2回目より3回目、彼らはより積極的に参加してプログラムをもっと楽しめるようになるからです。認知症の症状は時間とともに進んでしまいますが、それでも**絵の見方は回数を重ねるごとに洗練されていきます。** 1年以上定期的にアートリップを体験される方は、絵の見方そのものがよりアーティスティックになっていきます。最初にモネの《睡蓮》を見た時に、「これはひどいね。ただ、塗りたくってるだけじゃない。なんでこんなの見せるの？　何がいいのかわからない」と言っていた男性が、数週間後に「この絵は明るくていいね」「70歳を過ぎてこれを描いたの？　すごいね」と話しています。

認知症になって失われる脳の機能がある一方、生きた脳の部分は刺激によって新しい神経芽（ニューロン）が出て、それが結合していく。そういう学説を裏付けるような出来事が起こっていると実感します。**認知症になったとしても、いくつになっても、人は成長できることを実感できる瞬間に出合えるのです。**

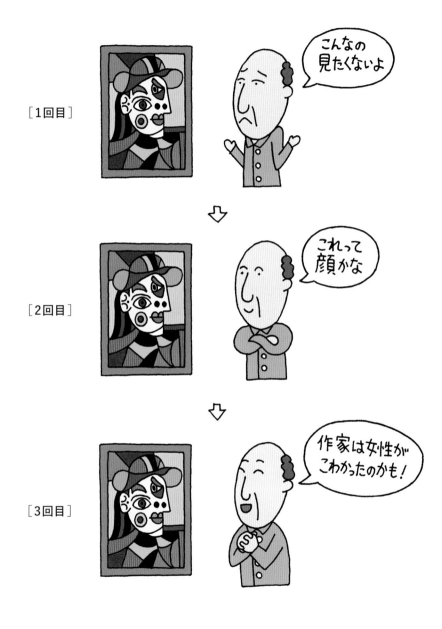

［1回目］

［2回目］

［3回目］

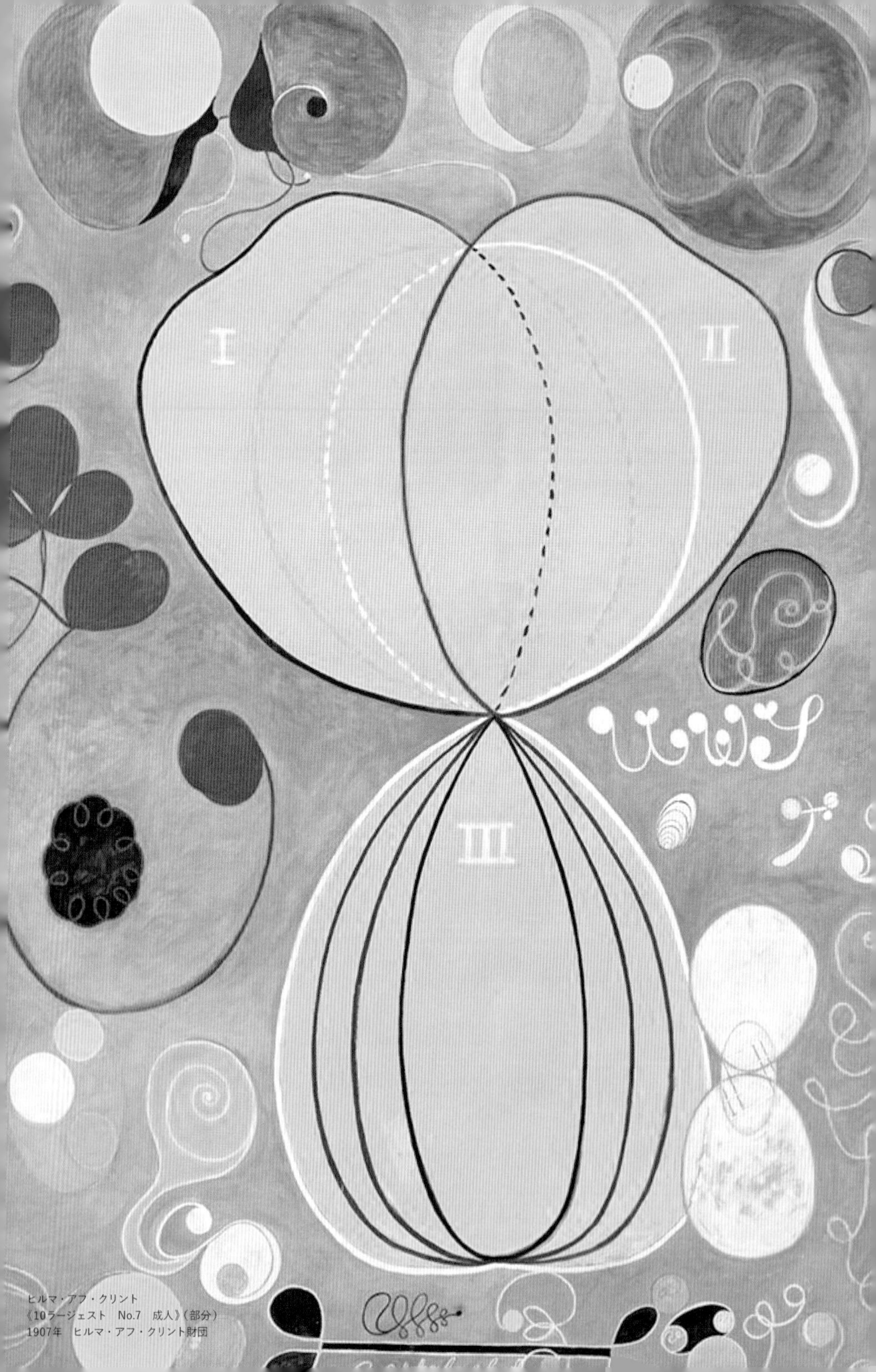

ヒルマ・アフ・クリント
《10ラージェスト　No.7　成人》（部分）
1907年　ヒルマ・アフ・クリント財団

2

アートリップが起こした変化

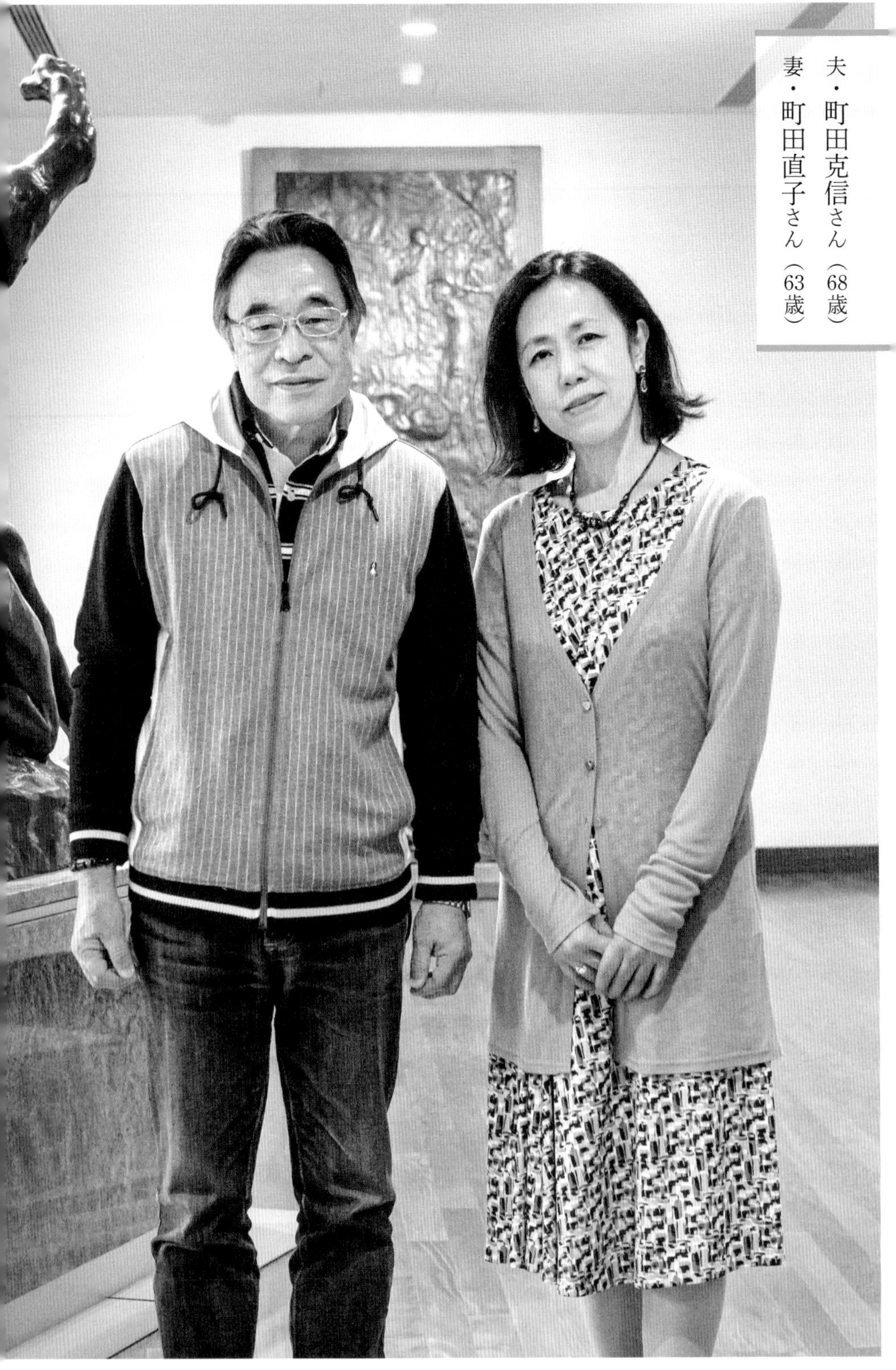

夫・町田克信さん（68歳）
妻・町田直子さん（63歳）

自由な感じ方を共有できる場所は居心地がいい

夫・克信さん

私とアートリップとの出合いは、数年前の新聞記事がきっかけでした。「ニューヨーク近代美術館で高齢者や認知症の方への対話型アート鑑賞プログラム」という記事を見て興味を持ち、日本でもそういう取り組みがあったらいいな、と思っていました。その後、日本でも始められたことを知りましたが、行くチャンスがありませんでした。しかし、しばらくして、通っているデイサービスで一緒だった方に誘っていただき、参加することができたのです。

最初は少し緊張しましたが、やっていくうちにだんだん楽しく、気分も盛り上がって話せるようになりました。何度か参加すると、いつもお会いする人もいて、お互い気心が知れると話もしやすくなりました。初めての人もいますが、いろいろな人と出会えることもうれしく、毎回楽しみにしています。誘っていただいたご夫妻と、林先生が日本で始められたアートリップとの出合いに深く感謝しています。

アートリップでは、同じアート作品を鑑賞して、一緒に参加している人との感じ方や表現の違いを楽しんだり、作品からパワーを受け取ったりしています。作品を見て、その時に思ったことや感じたことを自由に発言できるところが、とても良いと思います。

一人で見るのではなく、みんなで見るところが楽しいのです。他の人の意見を聞くことで、いろいろな見方に気づいたり、その考えに刺激されたりして、とても面白いです。認知症の人は、繊細な感覚を持っているので、人それぞれに際立つ見方をすることもありますが、作品の見方に正解や不正解はなく、そのまま受け入れてもらえるので楽しめるのだと思います。

こうしなさい、ああしなさいと強制されたり、考えを否定されたりすることがないので、心に引っかかることがなく、じゃまされない自由さと安心感があります。僕らのような病気があるものにとって、そのような場所はまだなかなかありません。アート作品というのは、絵でも彫刻でも、何かを発信していて、その感じ方、見方は人によってそれぞれです。それぞれの自由な感じ方をみんなで共有し、共感できる場所は、とても居心地がいいと感じます。

妻も毎回必ず参加し、一緒に同じ絵を見られることもうれしいことです。アートリップに参加するようになってから美術への興味が高まり、妻と一緒に美術館に行く機会が増えました。

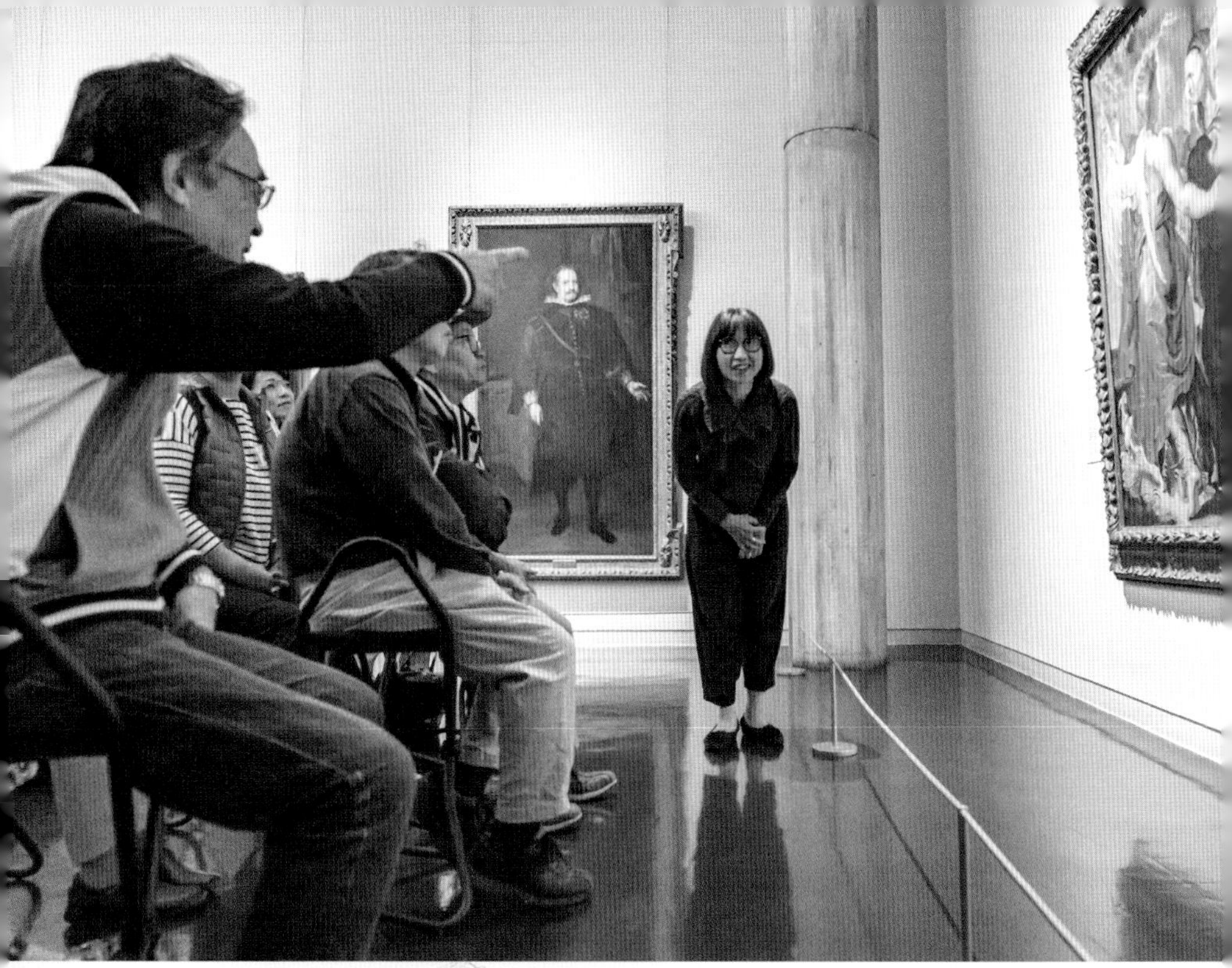

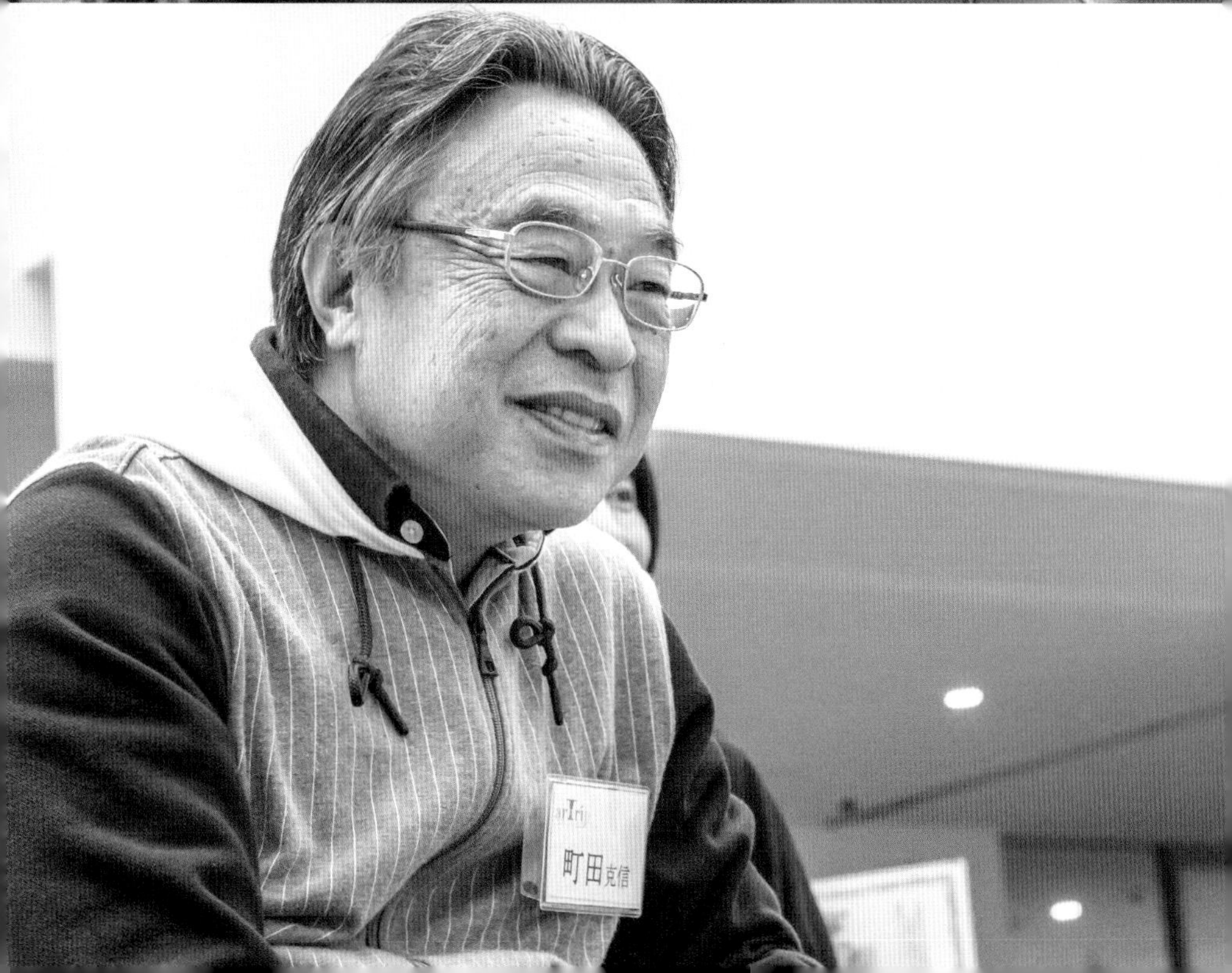
町田克信

こういう感性があるのかと発見できることも家族としてうれしく思う瞬間です

妻・直子さん

主人は2011年に若年性認知症と診断され、2015年からアートリップに参加しています。参加するたびにアート作品に感動することはもちろんですが、特に高齢者や認知症の人は、人生を豊かに送るために、生活環境を整えることが大切だと思いますので、このようなプログラムは役に立つのではないでしょうか。

私自身も楽しく体験していますが、主人が明るい表情で自分の感じたことを発言する様子や、楽しそうな姿を見ることは、とてもうれしいことです。二人で美術館に行くこともありますが、鑑賞する時に会話はできません。後で話そうと思っても、主人は覚えていないこともあるため、見て、感じたその時に話せて、主人が思ったことを言葉として聞ける時間はとても貴重だと思っています。感情が動かされるためか、昔の記憶がよみがえってきたのかと思うような発言をしたり、主人にこういう感性があるのかと発見できたりすることも、家族としてうれしく思う瞬間です。

また、アートリップに参加することは、外出するきっかけや、いろいろな人と出会う機会にもなっています。楽しい時間を過ごすことで意欲的にもなり、家族以外の人ともコミュニケーションを図ることができ、交流が広がりました。

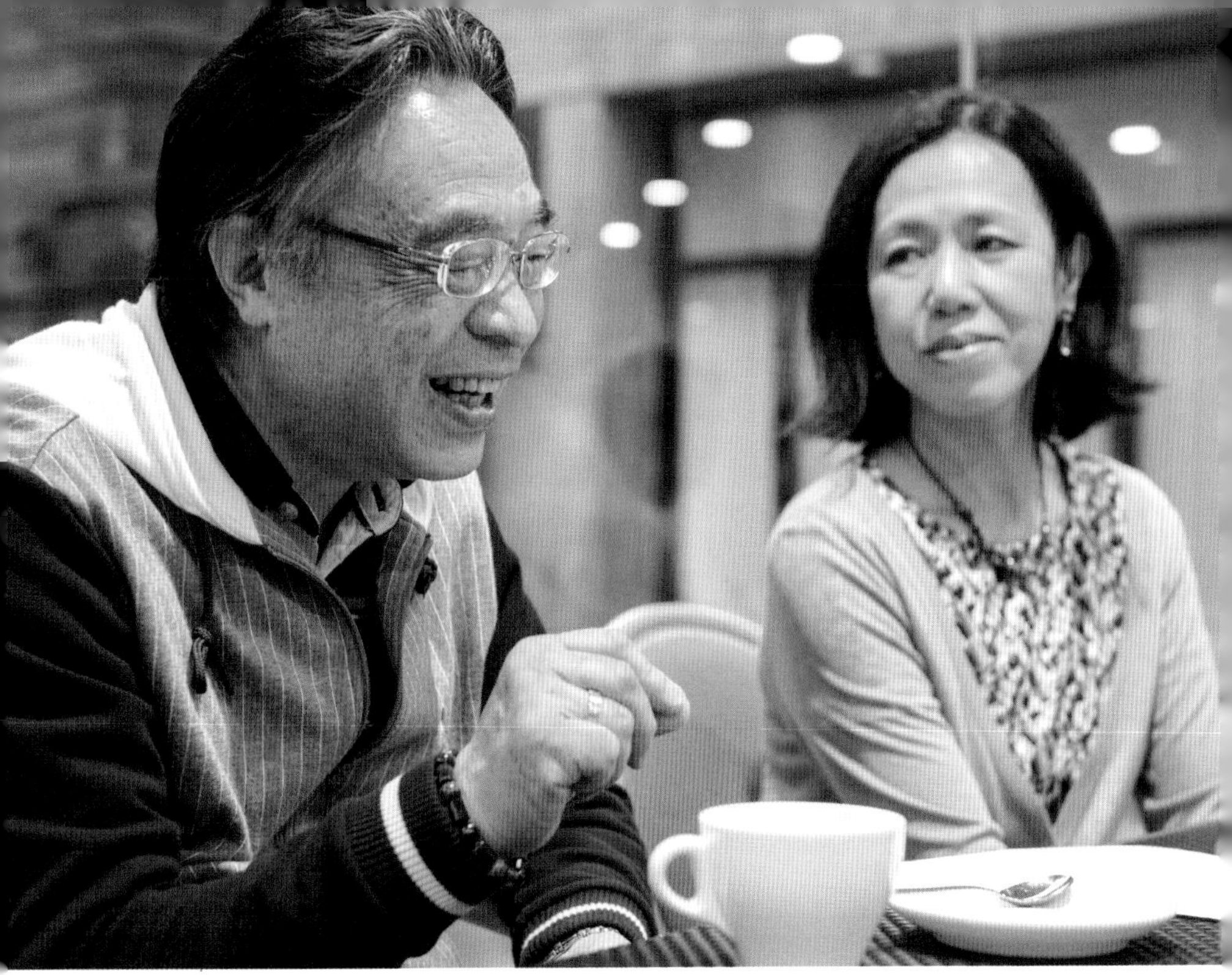

林先生をはじめ、アートコンダクターの方々の、参加者とのコミュニケーションの取り方、参加者の考えや発言を否定せず、共感してくださる姿勢もすばらしいと感じています。参加者同士、そしてスタッフの方々との信頼関係が築かれた上で行われるからこそ、安心して参加できるのだと思います。そういう場所での「面白かった」「楽しかった」といううれしい気持ちは、心を豊かにしてくれます。

病気の進行に伴い、不安を感じることも多くなってきますが、私自身が心に余裕を持ち、笑顔で接することができるように、主人と一緒に楽しいと感じることをしていきたい。そのために、これからもアートリップに参加し、豊かな時間を過ごしていければと思っています。

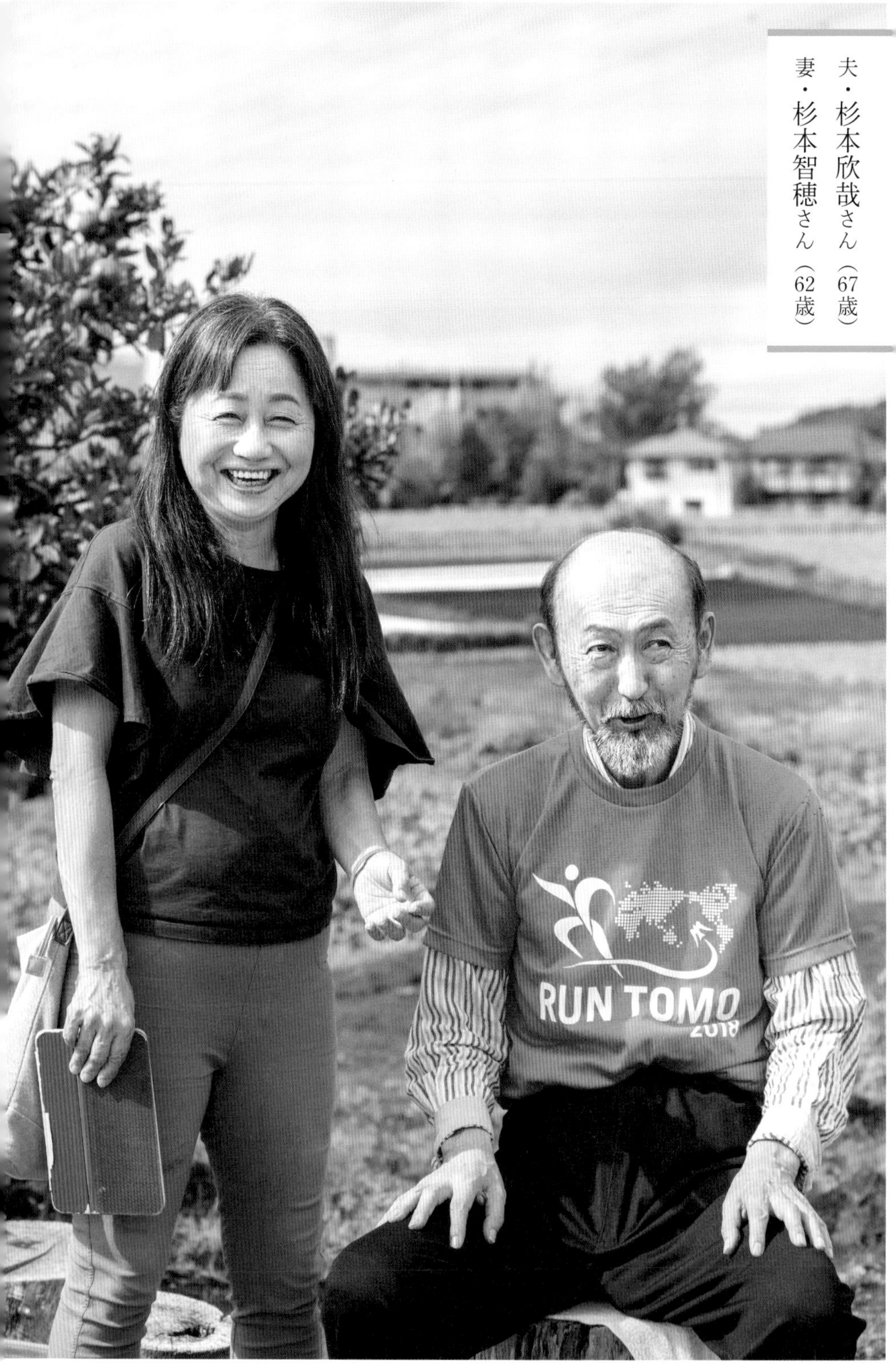

夫・杉本欣哉さん（67歳）
妻・杉本智穂さん（62歳）

夫は認知症になって
より人間味あふれる人になりました

夫が若年性認知症だと診断を受けたのは、２００６年の冬、54歳の時でした。ある日突然、病院から電話がかかってきて、その事実を知りました。

夫は大手自動車メーカーで営業の仕事をしていましたが、ミスが多くなり、会社の上司から受診を勧められたようです。私はとにかく泣きました。当時、認知症は何もわからなくなってしまう病気だと思い込んでいましたし、子供はまだ高校生。これから大学でお金もかかるのにどうしようかと。それから介護の日々が始まりました。忘れないようにどんなことでもメモを取ったり、道に迷っても遅刻しないようにかなり早く家を出たり、いろいろ工夫しながらなんとか定年を迎えることはできました。

しかし定年を迎える60歳直前から夫はイライラすることが増えてきました。体を気遣ってやさしい言葉をかけただけなのに、なぜか突然蹴られることもありました。子供もいい子に育っているし、私だってこんなにがんばっている。何がそんなに不満なの？　伝えたいことが伝わらないし、夫が考えていることもわからない。何か良い方法はないかと思案に暮れました。

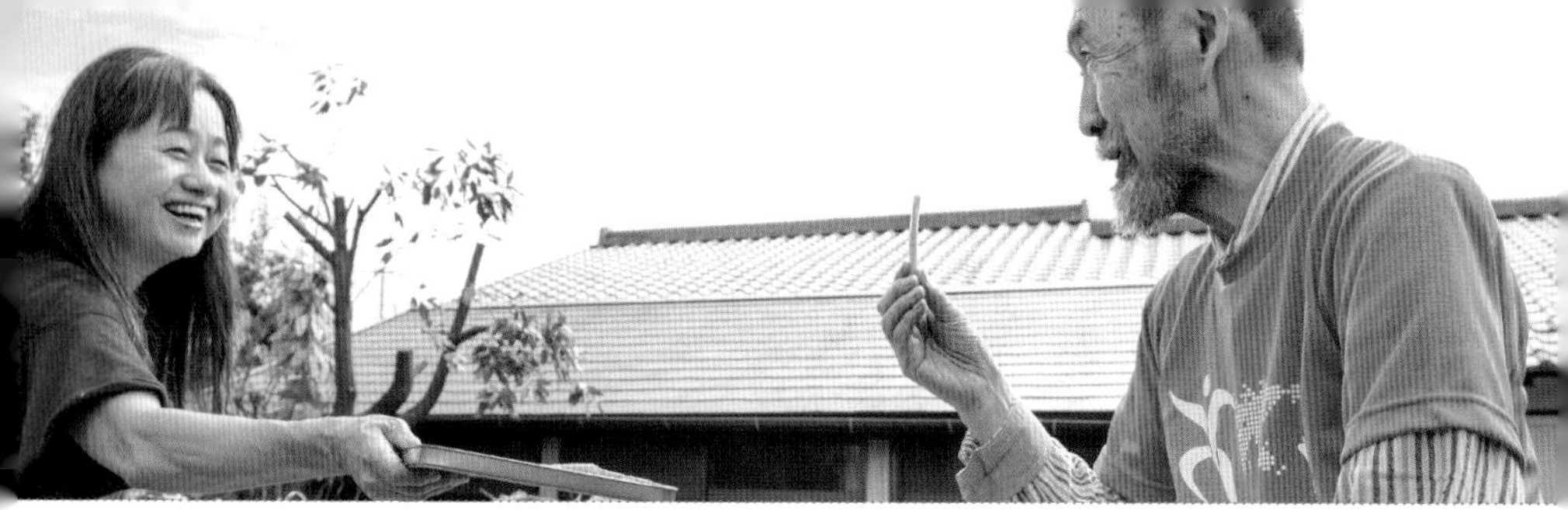

アート、認知症？　これだ！

そんな時、「ケア・フェス」というイベントがあるということを友人から聞いて出かけました。そこで、林先生とアートリップに出会ったんです。「アートと認知症」。これだ！と思いました。言葉で伝わらなくてもアートなら伝わるかもしれない。夫は美術館に行き慣れている人でしたし、新婚の頃、よく部屋に絵を飾ろうと言っていたことを思い出しました。

アートリップ方式で会話がうまくいく！

私はすぐにアートコンダクター講座に申込みました。それまで仕事と介護の日々だった私にとって、それはとても楽しい時間でした。講座では美術に関することはもちろん、認知症の方とコミュニケーションを取る方法を学びます。認知症の方は認知力が低下するので、アートリップでは、一つひとつ順序立てて説明して理解してもらいます。その方法を普段の会話に取り入れると会話がうまくいくことに気づいたんです。

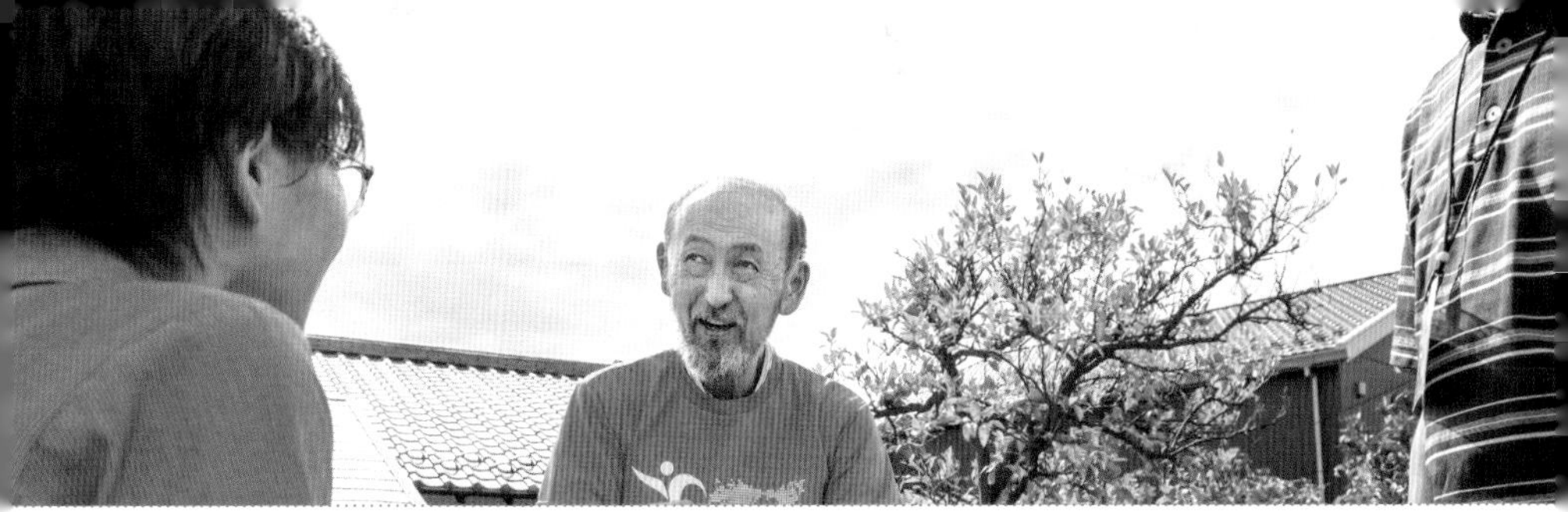

その頃、わが家のリビング照明のスイッチが壊れてしまいました。思い当たるのは、夫の行動です。夫は、昼間は窓からの光で明るいことを、電気がつけっぱなしだと思い込み、「電気がつけっぱなしだ！」「消えない！　消えない！」と電気を消そうとスイッチを何度も押していたんです。そこで、私は部屋を絵に見立て、「天井をごらんください」とガイドさんポーズで夫の視線を誘導しました。照明がついていないことを確認してもらい、今度は「窓の外にはお日様が昇ってきましたね」と窓を指しました。すると、夫は〝はっ〟と気づいた表情になりました。それ以来、スイッチを押し続けることはなくなりました。

美術館のアートリップにも夫婦で参加しました。初めて絵の前に座った時の夫の真剣な横顔と眼差しに、私はこれから始まる「新しい時間」を夫と共に過ごせると思うとわくわくしました。林先生の質問に、夫は目を大きく見開いて、堂々と自分の意見を述べていました。そんな夫の姿を見るのは久しぶりでした。

外出してもいつも機嫌が悪いのにこの日の帰り道、夫は機嫌よく歩いていました。すると、外国人男性二人とすれ違い、声をかけられました。「彼らはアメリカ人か」と夫が聞くので、「たぶんドイツ人です」と答えると、学生時代に習ったドイツ語で「イッヒ　リーベ　ディッヒ（愛してます）」と笑顔でおどけたのです。そんな積極的な行動を久しぶりに見たので本当に驚きました。その晩、夫は「今日のグループは

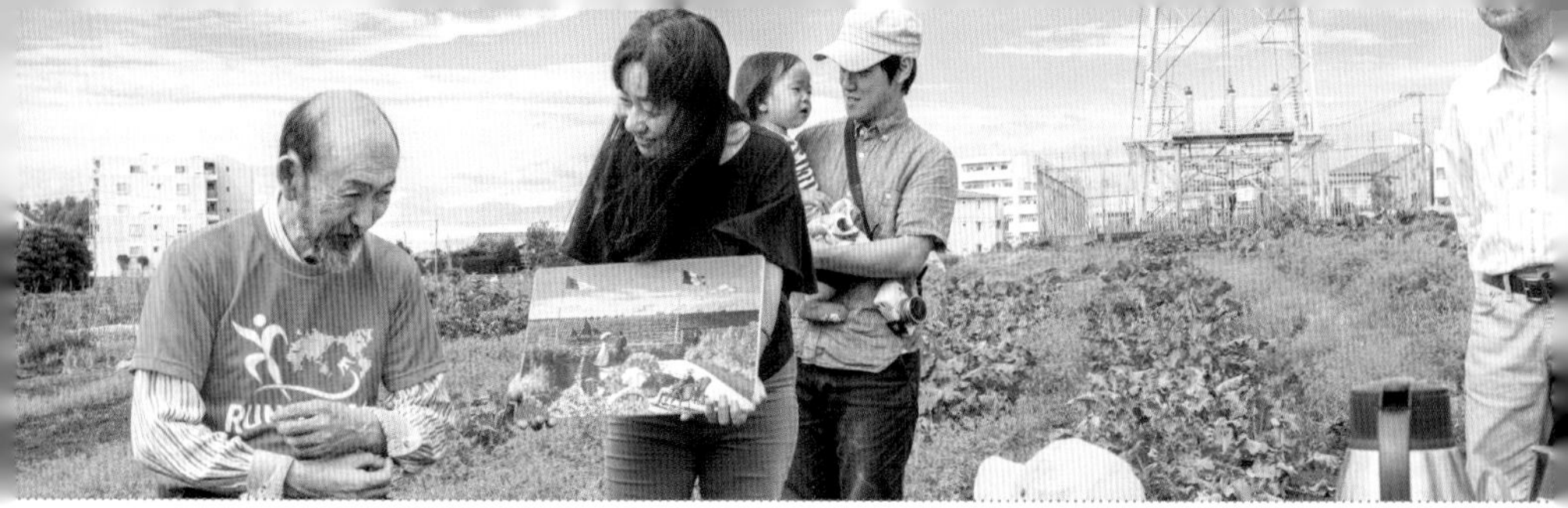

なんて言うの？」と、アートリップのことを何度も聞いてきました。絵を見る小さなコミュニティが夫を受け入れてくれて、夫の感情に強く残っていることがうれしくなりました。

ハピネスお持ち帰りプログラム

アートリップに参加してから、私たち夫婦は変わりました。アートリップ式コミュニケーションで夫婦の会話も増えました。夫は意味もなくイライラしていたのではなく、困っている人だったんです。アートリップに参加して、夫と一緒に楽しいひとときを過ごせるのはもちろんですが、夫が楽しんでいることを知った時、そして、夫が積極的に対話をしている時など、こんな考えを持っていたんだと知ると、うれしく、誇らしい気持ちになります。そして、そんな幸せな気分は、その時だけではなくしばらく続きます。アートリップは「家族丸ごとハピネスお持ち帰りプログラム」なんです。

夫は人生の大切なことを教えてくれている

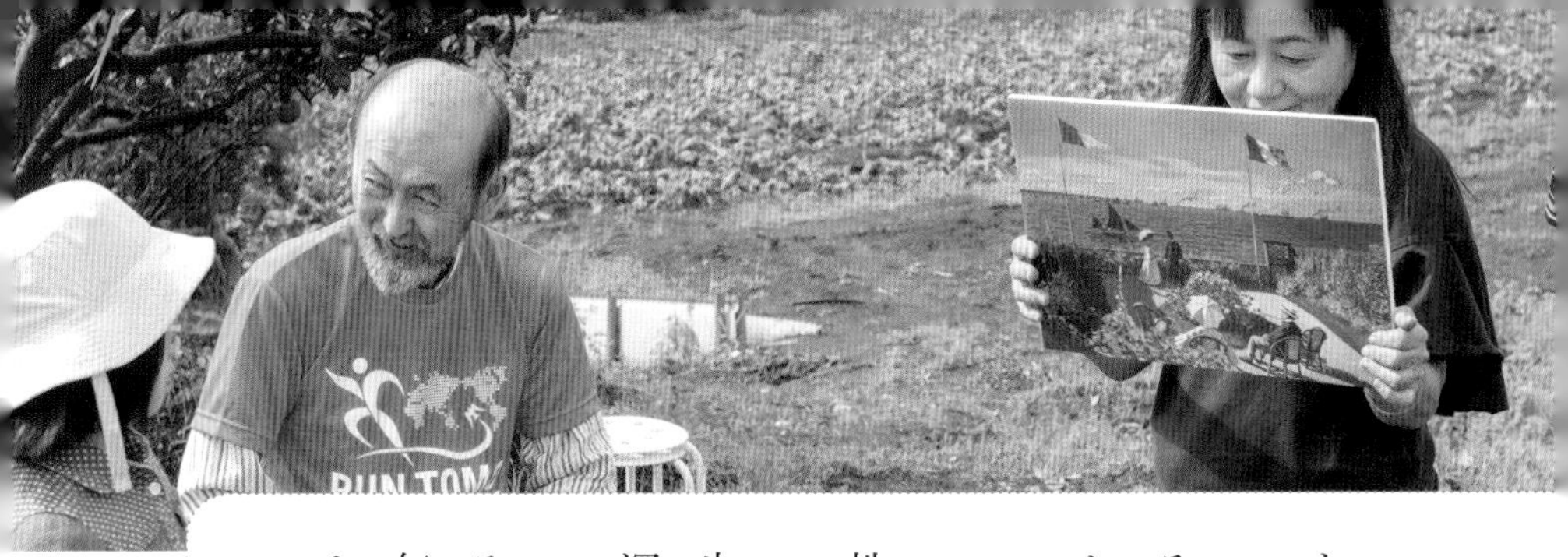

夫は認知症になって失ったものはあったと思います。でも、そのおかげで出合えたアートリップの「ハピネス」の積み重ねで夫は以前より魅力的な人になったと思います。こんなことがあったんです。とても風の強い日、ホームで電車を待っていると、夫が一人でどんどん歩き出しました。追いかけると夫は、赤ちゃんを抱いたお母さんの前で風を受けて立っていたんです。それは、赤ちゃんの風よけになっているつもりだったんだと思います。認知症になる前の仕事人間の夫には考えられない行動でした。アートを通した質の高いコミュニケーションが、すばらしい「感受性」や「創造力」を引き出し、人としてのやさしさを取り戻させてくれたんだと思います。夫の認知症は進み、今では「要介護5」になりました。でも、夫は私に人生の大切なことをたくさん教えてくれています。夫から学べる私の人生はとても奥深いものになりました。

アートリップを多くの方に知っていただきたくて、2015年に任意団体「あみけるひろば横浜」を立ち上げ、若年性認知症カフェを3年間運営しました。2019年からは認知症の方だけでなく、お子さんを含めた多世代交流を図る「農福パートナー講座」と「農福カフェあみける」を始めました。今後は言葉だけに頼らないコミュニケーションとして、アートリップを個別で行いたいと思います。

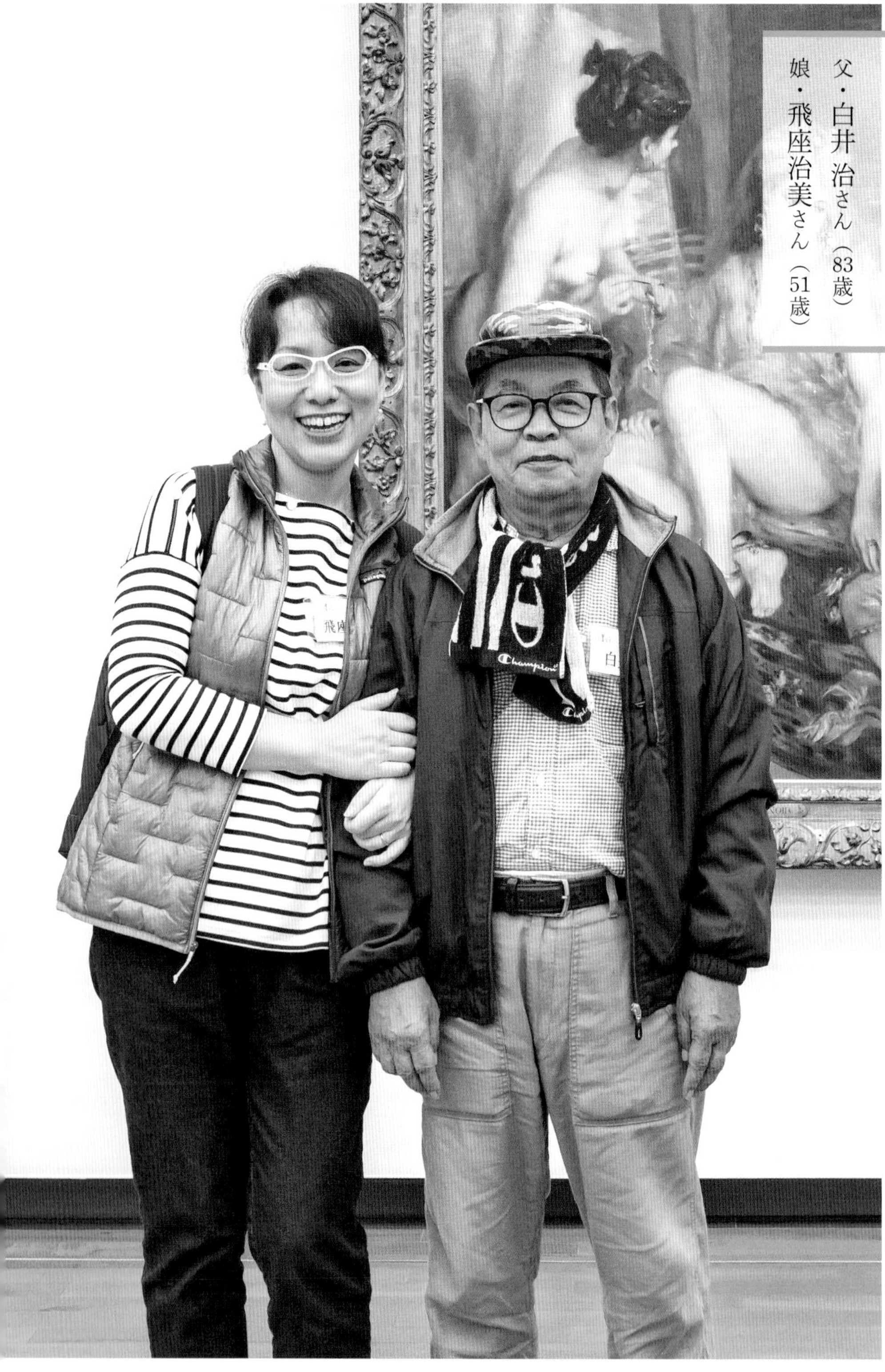

父・白井 治さん（83歳）
娘・飛座治美さん（51歳）

一枚の絵が若い頃のお父さんを連れてきてくれた

私は介護施設で理学療法士として仕事をしているのですが、アートリップを知ったのは、入居者の方に食事介助をしていた時でした。お昼のテレビ番組でアートリップの紹介をしていたんです。その頃はちょうど仕事にも悩みを抱えていましたし、父が認知症になって自分がどこを歩いているのかわからなくなったり、怒りっぽくなって家族とけんかをすることが増えたりして、仕事でもプライベートでも行き詰まっていた時でした。

これまでも、介護に関する研修はいろいろ受けてきましたが、アートを使うというアプローチは初めてでした。介護される側だけでなく、介護する側にも変化があるというのを聞いて、「もう、これしかない！」と思ってアートコンダクター講座を受けました。

これは認知症の父のためにもいいはず。すぐに「上野に散歩に行こう」と言って父を国立西洋美術館に連れ出しました。若い頃の父は仕事人間で、美術館に行くような人ではなかったので参加してくれるか心配だったのですが、コンダクターの方に「思ったことを自由に話してください」と声をかけられたら、躊躇《ちゅうちょ》することなく、

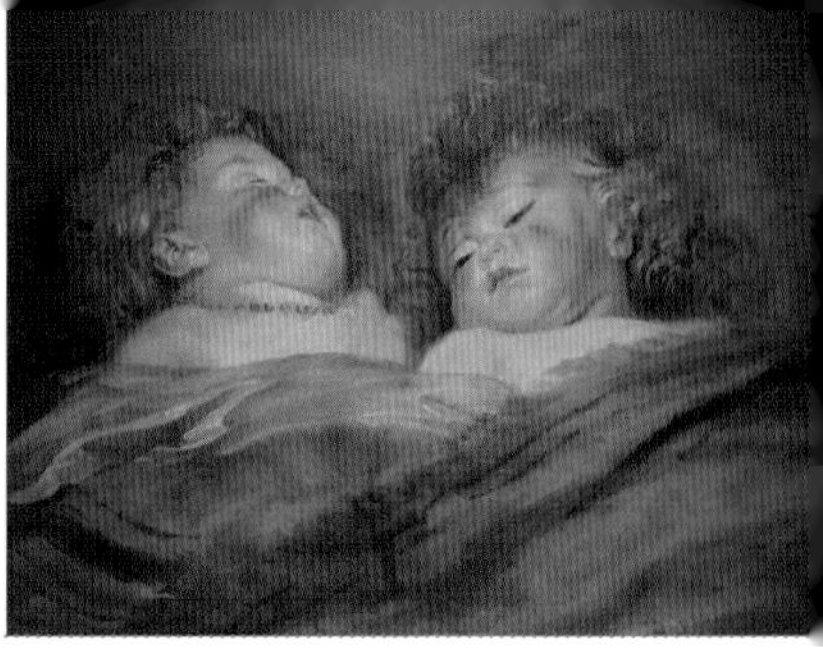
ペーテル・パウル・ルーベンス
《眠る二人の子ども》1612-13年頃
国立西洋美術館

楽しげに思ったことをどんどん話してくれました。

歌い出したお父さん

参加して数回目だったと思うのですが、ルーベンスの《眠る二人の子ども》の前に座った時、父が突然歌い出したんです。よく聞いてみると、私が子供の頃によく歌ってくれた子守歌でした。認知症で何にもできなくなったと思っていた父の中に、若い頃のお父さんがいたんです。認知症の父が若い頃のお父さんに戻っている。これが絵の力だ。画家さんの気持ちが時を超えて父に伝わったんだ。若い頃の父を連れてきてくれたんだと思い、涙が止まりませんでした。

これまで施設でも写真を使った回想法などは行いましたが、ここまで感情を掘り起こすことはできませんでした。これを続けていこう、続けていくことが、父にとってまさに薬になるだろうと思いました。父は足も悪くなって、出かけようとしなくなってきています。服も同じものを着たまま、ヒゲも剃らないということもあります。家にいたらしゃべらないし、笑うこともないんです。でも、アートリップに行ったら、スタッフの方やアートコンダクターが話しかけてくれる。質問もされる。しかも、これまでの経験をもとに話ができる。人生経験のある大人としておしゃべりをする。それって、その人の尊厳を大切にしていることだと思うんです。だから、効果があるし、記憶に残るんだと思います。認知症の人もそうでない人も、絵の前では誰でも平等。そういう場所はなかなかないと思います。

普段はごはんを食べたかも忘れちゃうのに、アートリップに行ったことは覚えているんです。「次はいつ行くの?」って電話がかかってくるようになりました。手帳に書いて楽しみにしています。

認知症の父に「私、負けてる……」

絵を見ていても、「私、父に負けてる」って思います。私もアートコンダクターになるための勉強をして画家についての知識は頭に叩き込んだはずなんですよ。でも、認知症の人たちは、私たちが気づかないところに気づいちゃう。ナビ派のポール・ランソンの《ジギタリス》という作品を見ていたら、父が「不思議な音楽が聞こえる」って言うんですよ。「恥ずかしいから、そんなわけのわからないこと言わないで!」って心の中で叫んでいたら、ナビ派は神秘的なものや目に見えないものに関心を持っていたので、そんな影響が絵に現れているのかもしれないということを教えてもらって、自分の方が恥ずかしかったなんてこともありました。

でもそういうことって、よくあることなんです。私たちは集めた知識を出そうとしてしまいますが、認知症の人たちは絵を見てズバッと感じちゃう。画家と同じ気持ちになっているんですよね。認知症当事者である親たちが盛り上がって、むしろ家族がついていけなくなることもあります。考えてみれば当たり前ですよね。親たちは人生経験が長いですから。それを絵が引き出してくれるんです。

父が認知症になった時、私を育ててくれた立派なお父さんのイメージはガラガラと崩れました。「なんでできないの?」「なんでそんなことするの?」って、怒ってばかりいました。でもあの子守歌を聞いて、今の父の中に、昔のお父さんが生きているということがわかって、すべてを受け入れることができました。

最近は言葉も出にくくなっているし、こちらが言っていることが伝わっているかどうかわからないことも増えてきました。でも、何の絵を見たかは忘れてしまっても、アートリップが楽しかったことは覚えてくれています。認知症も健常者も関係ない。一緒に感動して終わるのがすごくいいです。月に1回、認知症の人とその家族が集まって、みんなで笑って、好きなことを言って楽しそうにしているけど、認知症の人をここまで連れてくるのは大変なことだし、みなさん、毎日いろんな苦労をしていると思うんです。そういう人たちに出会えたことも本当に良かった。自分もがんばらなきゃと思えます。

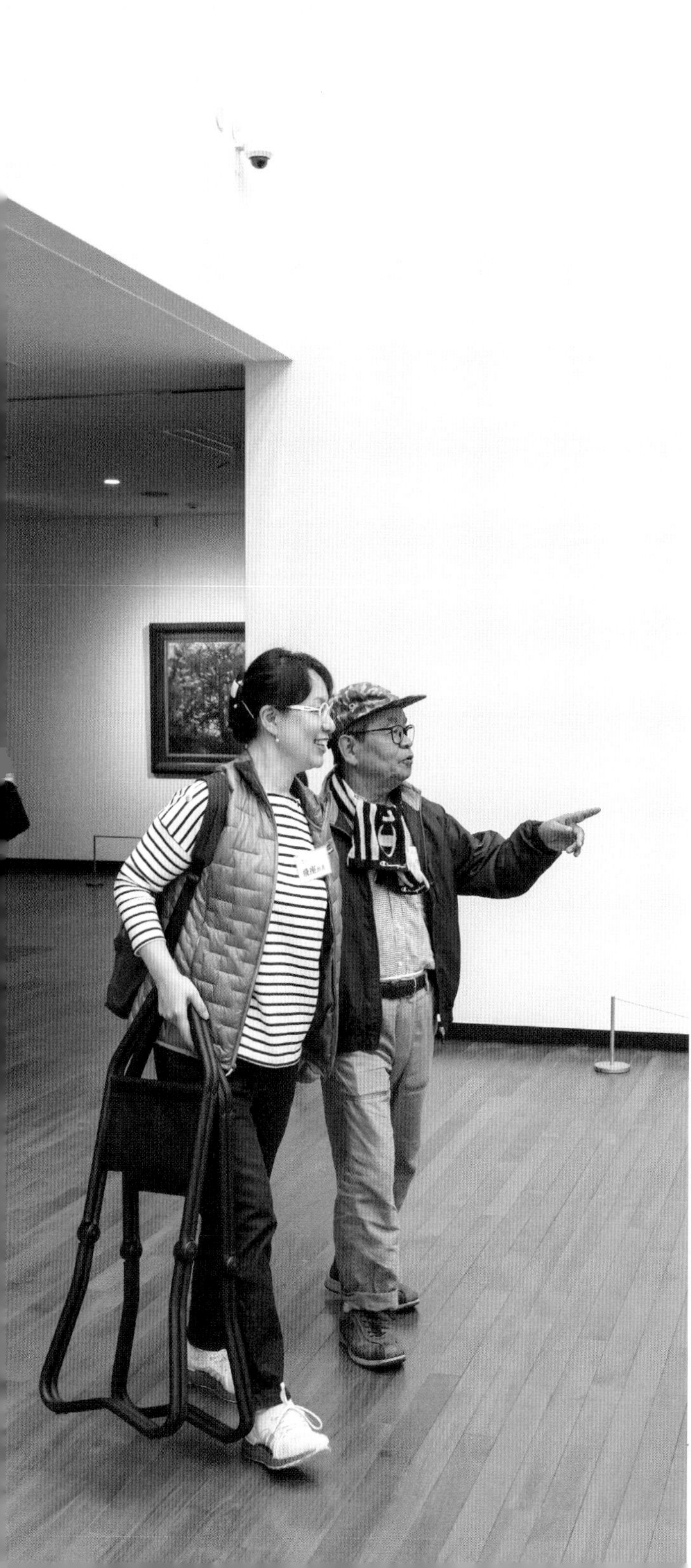

最近は体が弱ってきたのか食欲がないことも多いのですが、アートリップの後はおなかがすいたと言うので、ゆっくりご飯を食べてから帰ります。これから父がどんなふうに年を取っていくのかわからないけど、月１回のいい思い出を積み重ねていきたいと思っています。

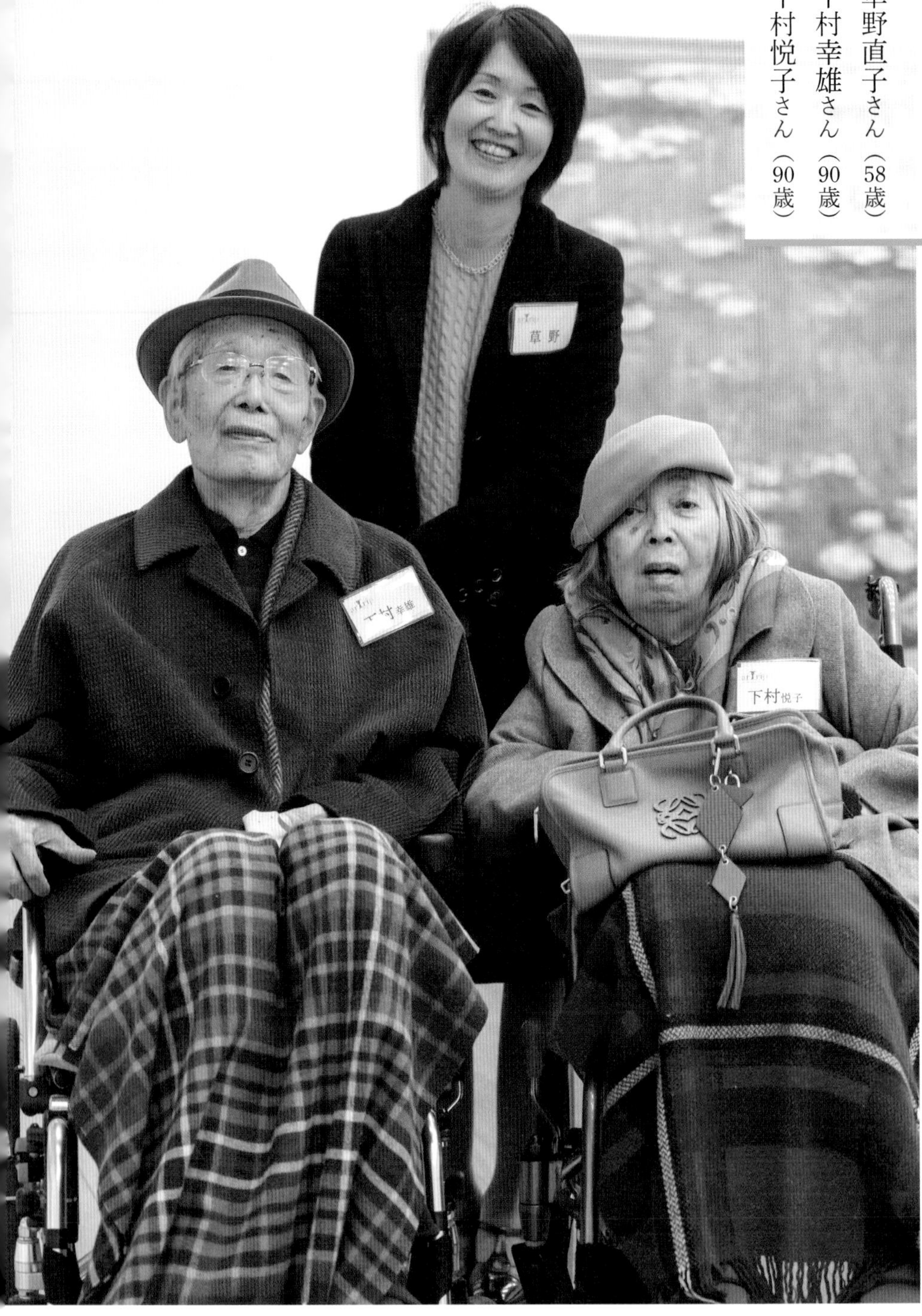

娘・草野直子さん（58歳）
父・下村幸雄さん（90歳）
母・下村悦子さん（90歳）

アートリップのみなさまへ

～草野直子さんのお手紙より～

２０１８年11月22日

パナソニック汐留美術館ではお世話になり、ありがとうございました。

到着してからみなさまの温かいお出迎えをいただき、普段の外出とは全然違う雰囲気を母はすぐ感じたと思います。お一人お一人が手を握って、目を見て話しかけてくださり、私もとてもうれしかったです。

絵の題も解説もなく、ただ絵そのものを見て、感じたことをみなさんと共有することは初めての体験でしたが、何と楽しいことかと思いました。自分の意見を求められるのには緊張しました。でも自由に話していらっしゃるみなさんに刺激をいただきました。また、コンダクターの方がみなさんの話を引き出し、受け止めて話してくださるので、「何を言っても大丈夫」という気持ちにさせてくださいました。最後に少し絵の描かれた背景など話してくださり、それも良かったです。認知症とかそういうことで分け隔てすることなく、全く一緒に感覚や気持ちを共有できて感激しました。

母はホームに帰宅後もその晩はずっとニコニコしていたそうです。

父はちょうど、うつの薬を減らしたこととの効果の出る時期だったこともあると思

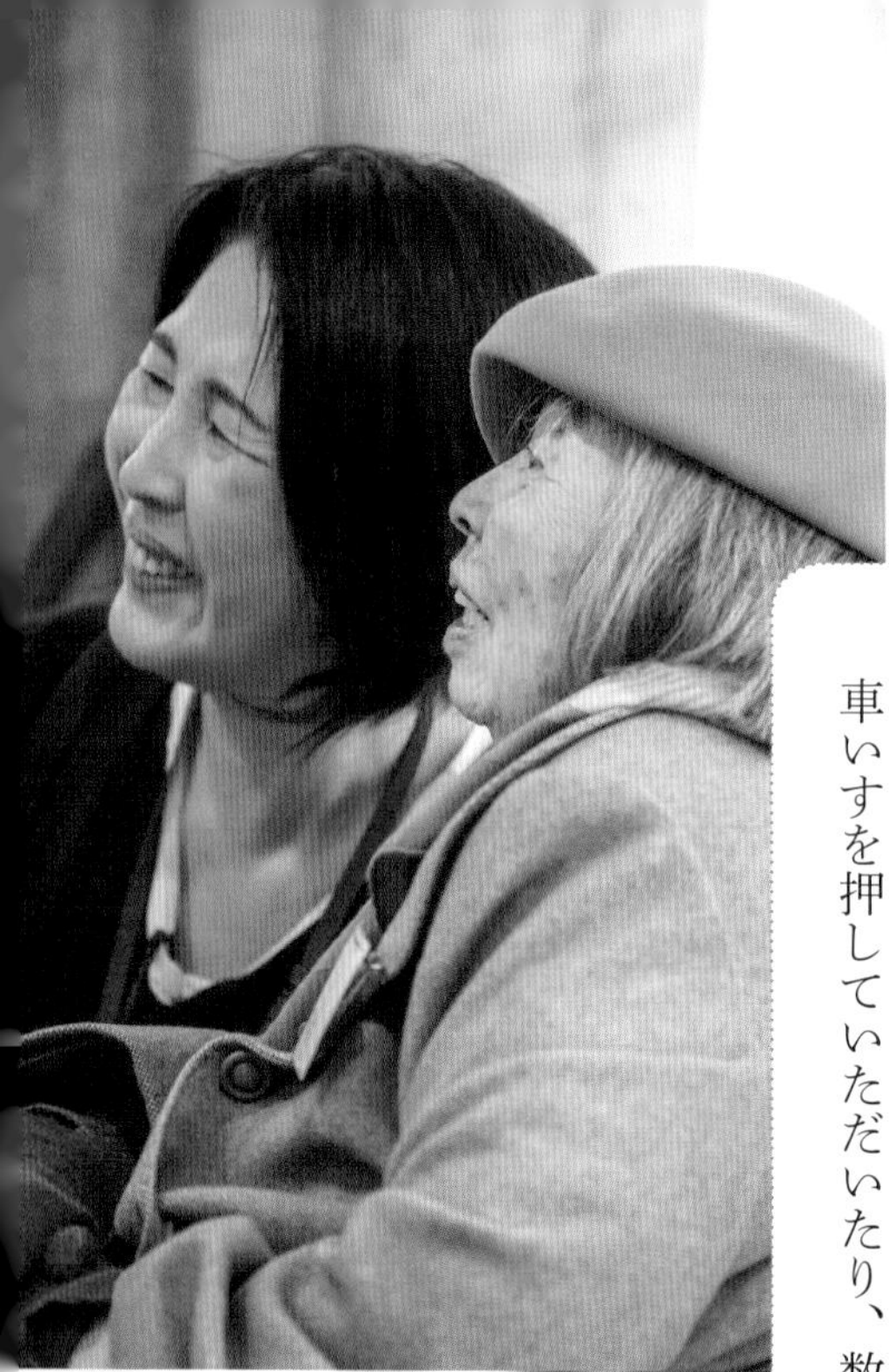

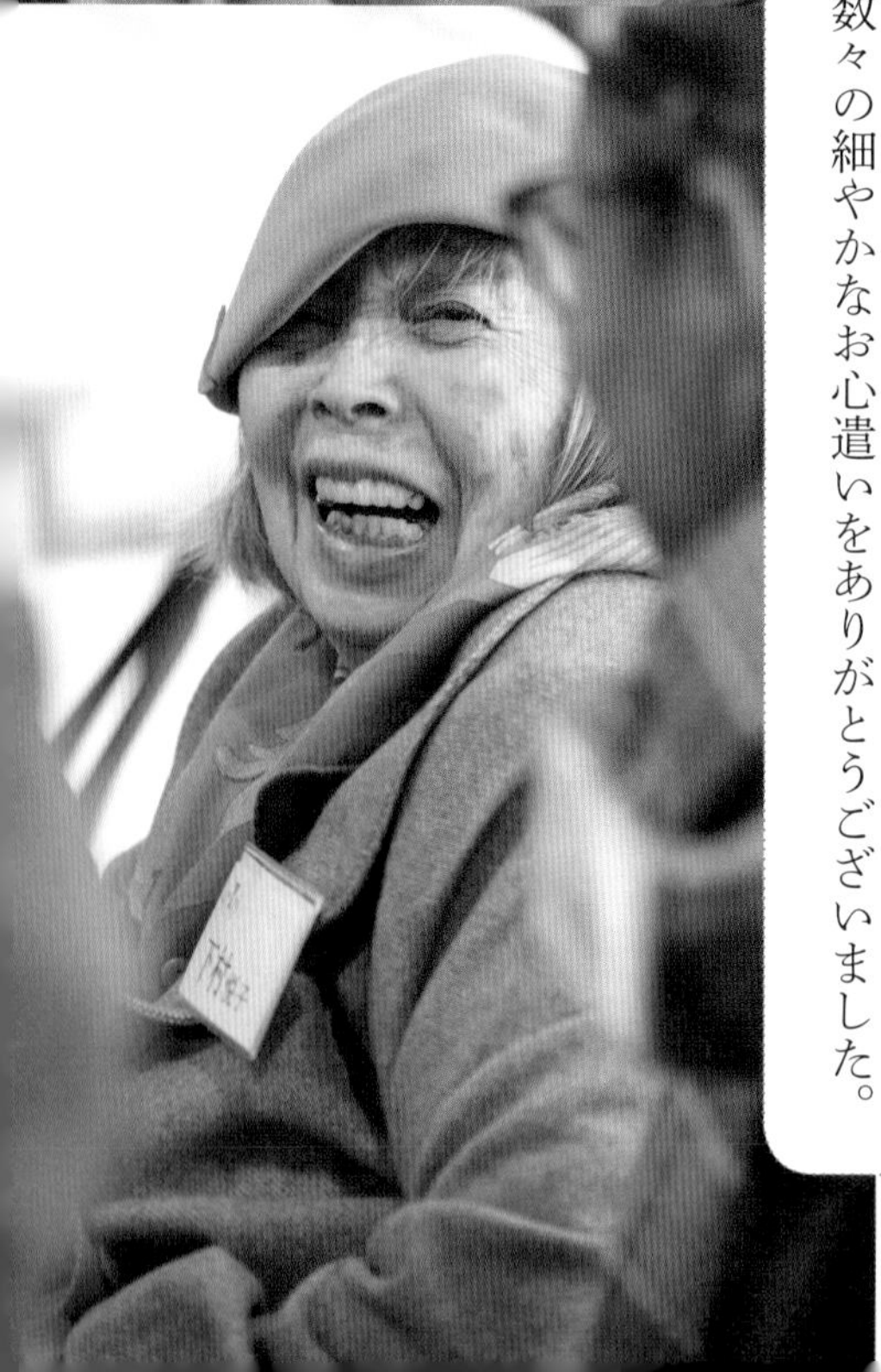

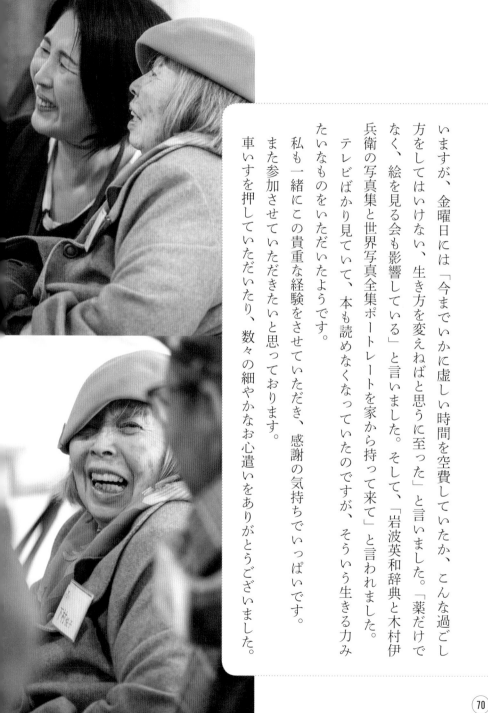

いますが、金曜日には「今までいかに虚しい時間を空費していたか、こんな過ごし方をしてはいけない、生き方を変えねばと思うに至った」と言いました。「薬だけでなく、絵を見る会も影響している」と言いました。そして、「岩波英和辞典と木村伊兵衛の写真集と世界写真全集ポートレートを家から持って来て」と言われました。テレビばかり見ていて、本も読めなくなっていたのですが、そういう生きる力みたいなものをいただいたようです。

私も一緒にこの貴重な経験をさせていただき、感謝の気持ちでいっぱいです。また参加させていただきたいと思っております。

車いすを押していただいたり、数々の細やかなお心遣いをありがとうございました。

2019年3月21日

昨年度末から父の調子が悪く、日中もパジャマのままで過ごす毎日でしたから、うかがうことができて大変うれしいことでした。前回は認知症の母のために行くという気持ちで、3人で参りましたが、今回はみんな自分が楽しむつもりで参加させていただいたと思います。

父は老人ホームでは他の方とのおつきあいも嫌になっていて、今年に入ってからは食堂に食事に行かず、部屋に運んでもらい、一人で食べています。毎月昔からの知人が誰かしら訪ねてきてくださり、その時はうれしそうにしていますが、食べること以外は生きがいもないように話しています。

母は、前回のように、またそれ以上にみなさまが親しく話しかけてくださり、また、林先生が母の「知りません」に動じることなく、根気強く話しかけてくださるので、そのことがよくわかって、心の中は素直な気持ちになったと思います。

真剣にみなさまとのお話を聞いており、またとても自然な表情をしており、楽しかったのだと思います。徳島ご出身の方が変な遠慮をしないで率直に話しかけてくださるので、母は「土佐です」と自分の出身地も話すことができました。

父が振り返りの時に言っていたのは「麗しの五月」という言葉です。「ハインリッヒ・ハイネの詩にシューマンが作曲した歌曲集『詩人の恋』の第一曲目の曲だ」と言いました。「ドイツでは『シェーネ　マイ』という」と言っていました。

帰りの車の中で、ヨーロッパやロシアなど雪深いところの春は爆発的な躍動感や生命の息吹を感じるのだろうなとストラビンスキーの「春の祭典」などを思い浮かべて帰りました。（ドイツもロシアも行ったことはありませんが）

帰宅後、「麗しの五月」はどんな曲かわからずＣＤを探してかけました。今日見たミレーの《春（ダフニスとクロエ）》の絵を思い出させる憂いのある、やわらかな音の世界でした。

いつも読まない詩ですが、読んでみてなんと奥の深いことか……。この複雑な思いを抱える人間の一筋縄ではいかない心の行方を思いました。

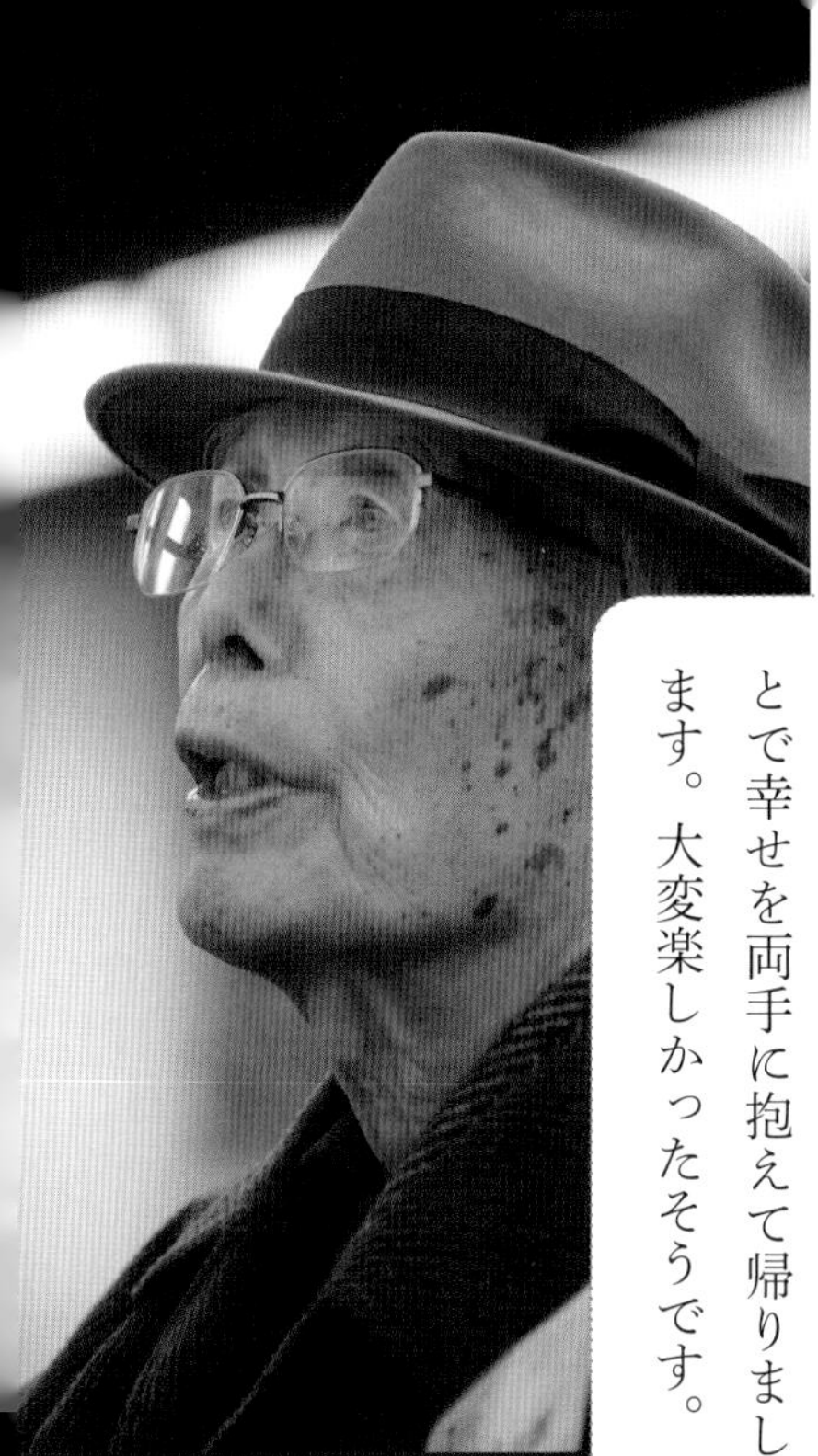

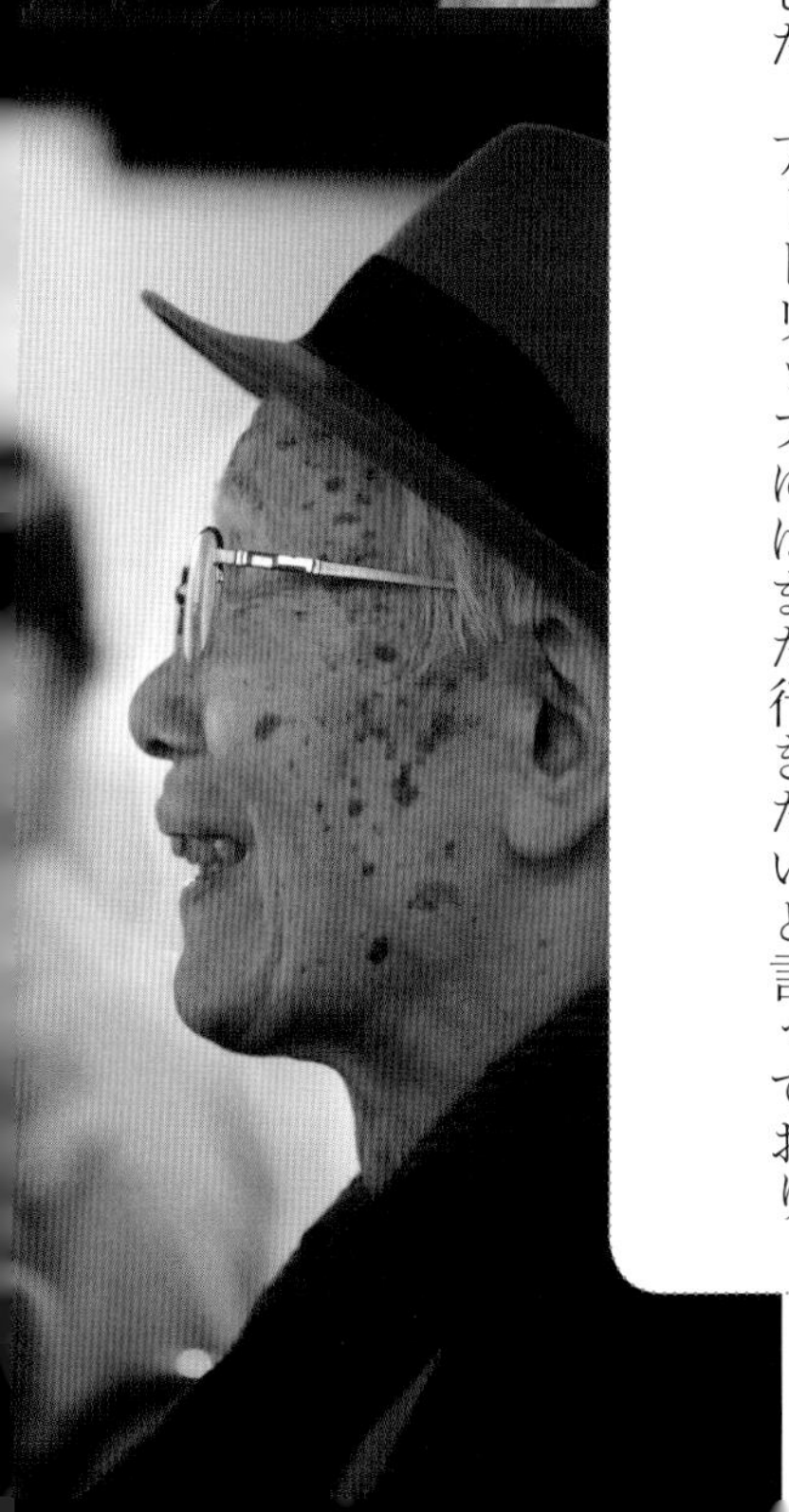

今回の4枚の絵を「春」のテーマから選んでくださったこと。

林先生が「私がこれらの絵に春を感じました」とおっしゃってくださり、なるほど、そう言っていただければそうだけれど、ミレーの春以外は自分にはそのようには感じられなかっただろうと思いました。でも十分絵を見て、話し合った後にそう言っていただくと、春をまざまざと感じるような気持ちになりました。

心の中にはいろいろなひだがあり、階層があり、何かの働きかけがあると動き出したり、止まったり、自分も気づかない感情を呼び起こさせられたり……。アートリップが心の眼を開かせてくれたり、窓を開けてくれたりしたのだろうと思いました。

そして、こうしてみなさんと温かな気持ち、それぞれの感じる春を共有できたことで幸せを両手に抱えて帰りました。アートリップにはまた行きたいと言っております。大変楽しかったそうです。

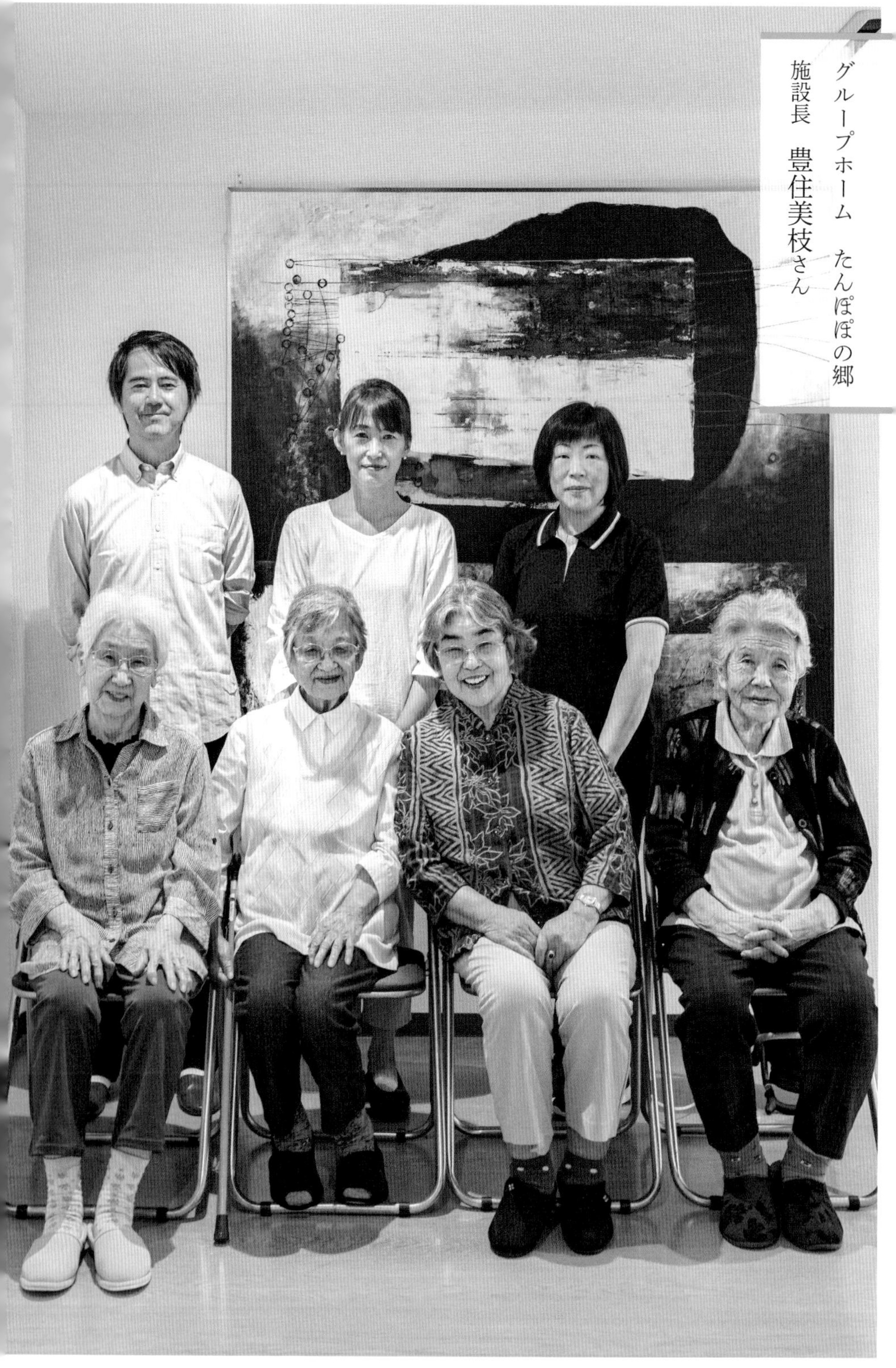

グループホーム　たんぽぽの郷
施設長　豊住美枝さん

笑顔にしてくれてありがとう

たんぽぽの郷でアートリップを取り入れて2年になります。参加しているのは軽度から中度の認知症、普段はご飯を食べたことさえ忘れてしまうような方ばかりです。月1回、10人程度が集まってプロジェクターに映した3枚から4枚の絵を見て、約1時間、利用者も私たちスタッフも笑いっぱなしの楽しい時間を過ごしています。

認知症の方はここに来るまで辛い思いをしています。みなさん、進行の過程で、自分が認知症になっていくことをちゃんと理解しています。「私、頭が変になっちゃったの」って言うんです。そして認知症になった途端、ご家族から「おばあちゃんはやらなくていいから」と役割を奪われて、「何度も言っているでしょ」「どうしてそんなことするの」って叱られる。人は無視されることほど辛いものはありません。そして、口数も減り、人との交流も避けるようになってしまいます。

介護職員の仕事は利用者の笑顔を引き出すこと

私たち介護職員の仕事は、ここに入居しているみなさんの自信を取り戻すこと、笑顔にすることだと思っています。職員は認知症の方の笑顔を引き出すことも、なくすこともできます。笑顔をなくすのは簡単です。話しかけもせず、あれをしちゃダメ、これをしちゃダメと言って、放っておけばいいんです。そうすれば、笑顔は消え、すぐに表情もなくなっていきます。介護施設で介護をするのは当たり前。介護職員の仕事は、入居している方の笑顔をたくさん引き出して、お一人お一人がいかに自然体でいられる時間を多くつくれるかということだと思います。そのためにどんなことができるか常に考えています。でも、それにも限界があります。そこで、プロにお任せできることはプロに任せようと思って始めたのがアートリップでした。

なんだか楽しい。それでいい

アートリップの時間には、利用者もスタッフも参加するようにしているのですが、認知症の方たちは気がついたことや意見をどんどん言っていきます。むしろスタッフの方が、こんなことを言ったら場がしらけるんじゃないかとか、間違えているんじゃないかと考えて、意見が言えません。

認知症の方は本音だけで生きているから、感じたことをズバッと言えちゃうんです。しかも、コンダクターが自分を指して、自分の言葉を拾ってくれる。認知

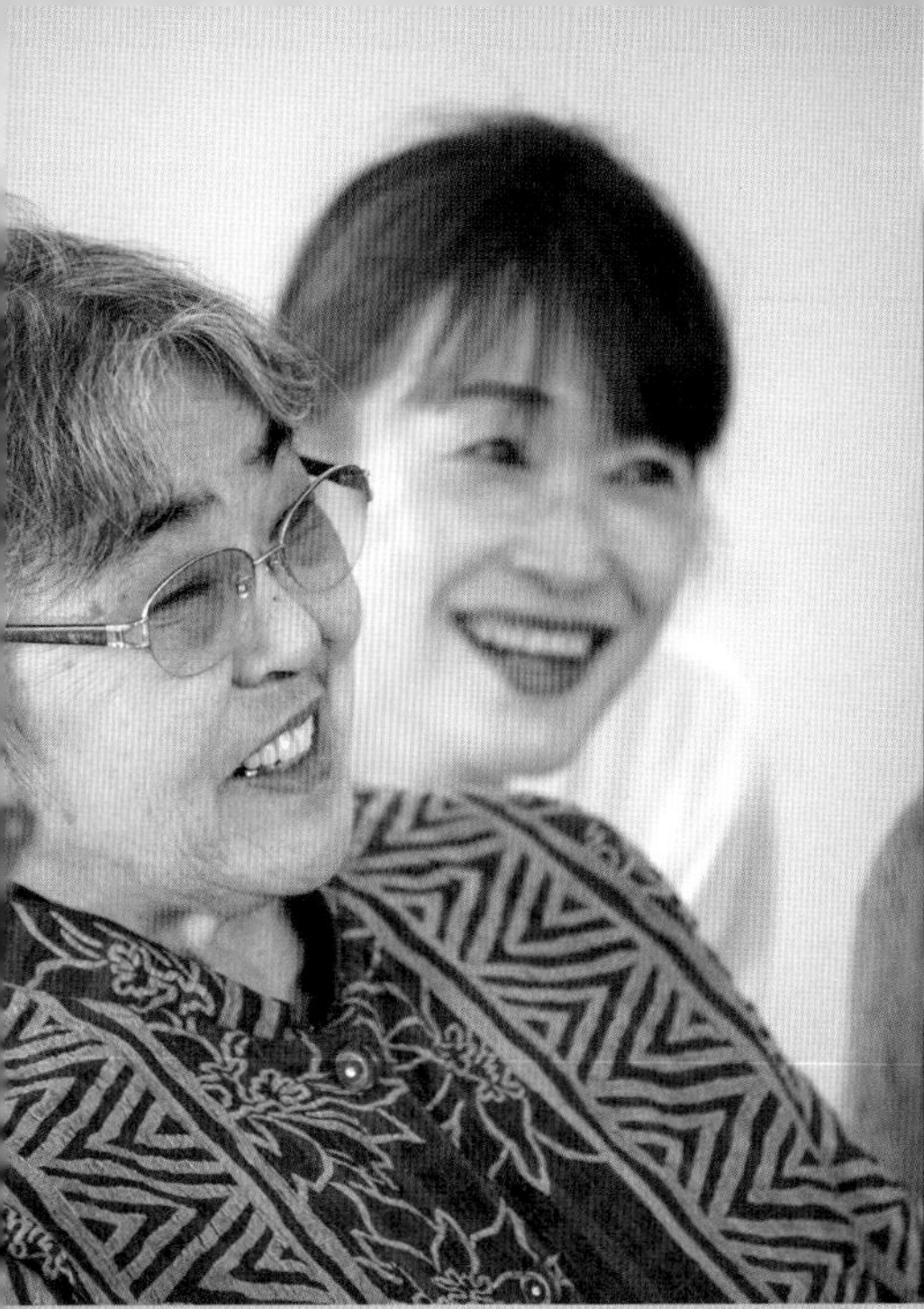
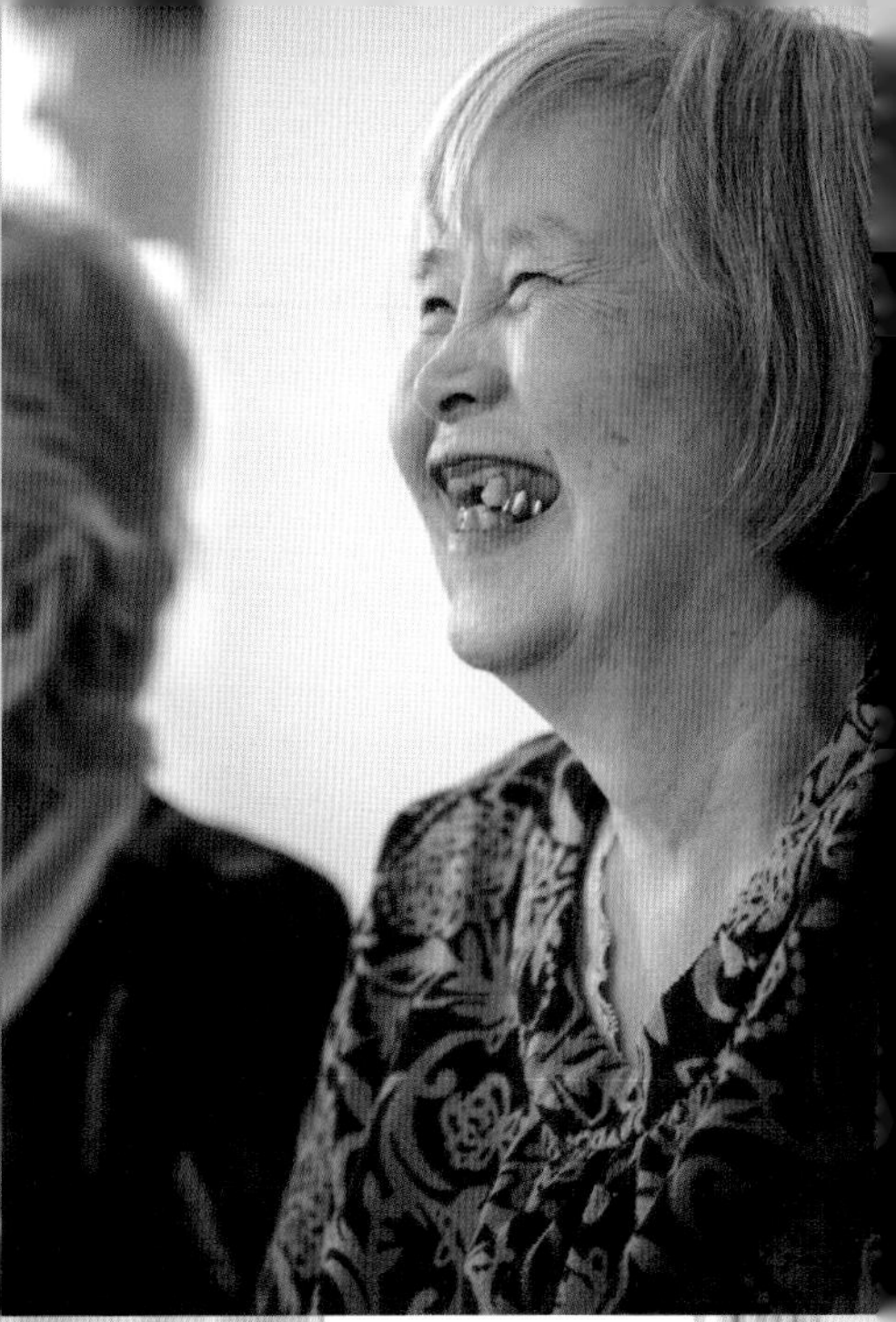
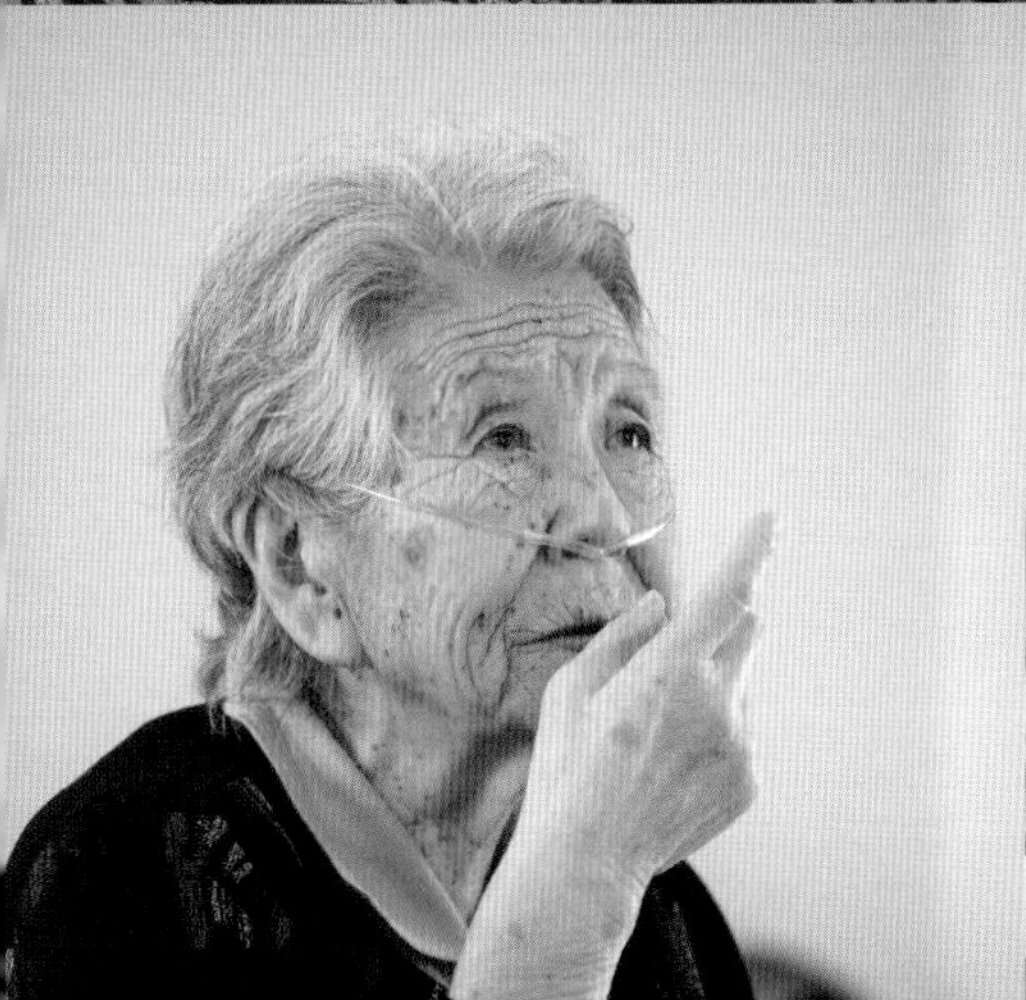
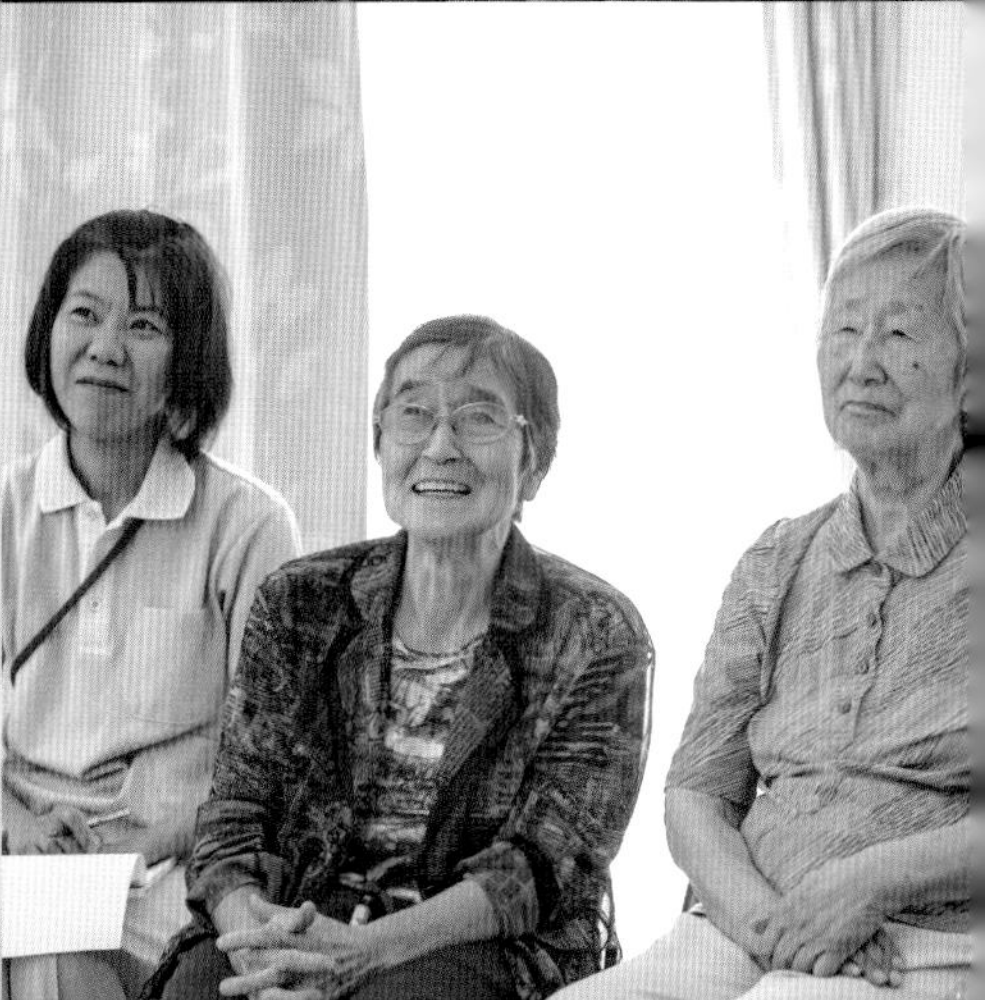

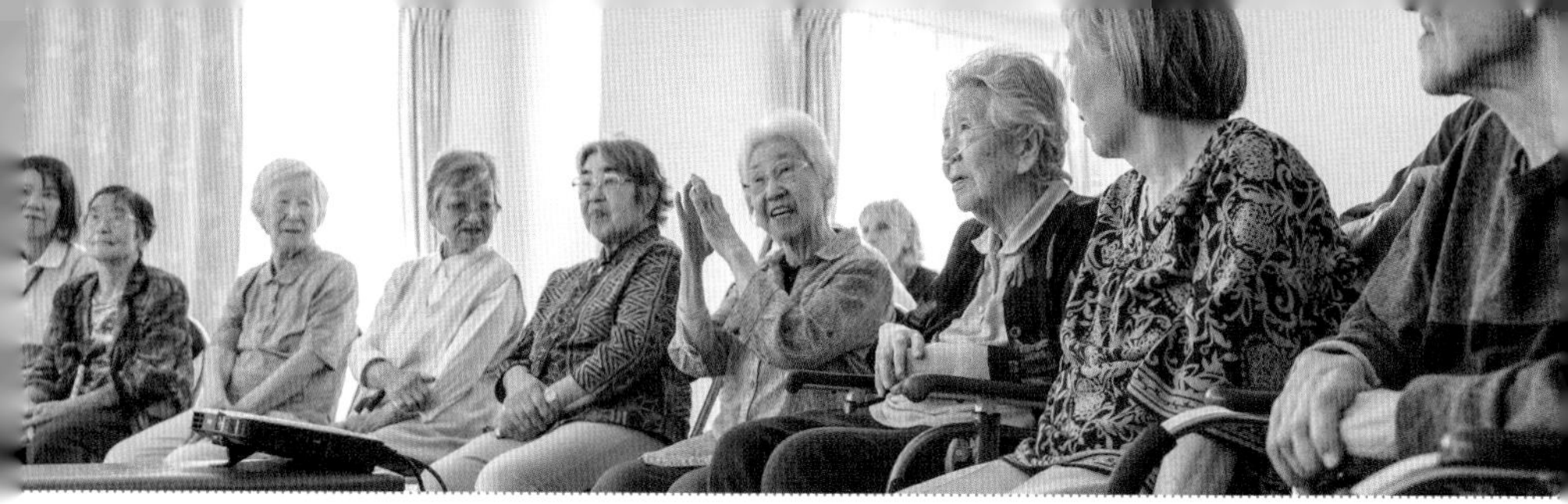

症の方はたくさんの質問には答えられません。中度ぐらいになると、「この絵はいつの季節ですか？」と聞かれると答えられないけど、「これは春ですか？　秋ですか？」って聞かれると答えられる。その方が答えられるような質問に切り替えてくれるんです。

答えると、コンダクターの方がすごいですねってほめてくれて、みんながそうだねって言って笑ってくれる。だから参加した気分になれて、いい気分で帰っていけます。みなさん、この部屋を出たらここで絵を見たことを覚えていません。だけど、良かったなという気分は残っています。その日一日中いい気分で、ご飯も美味しく食べられるし、午後の活動もなんだか楽しい。楽しい気分のまま一日過ごせるんです。

だから、うちでは午前中にアートリップを行います。アートリップでおしゃべりをしたら、口腔体操なんてしなくても、唾液がたくさん出てきます。笑ったら血流が良くなって、絵を見ることで脳を刺激して、意欲が向上して前向きになれる。症状が進んで言葉が出ない人でも、周りが笑うと一緒に笑ってしまいます。何をしたか覚えていないけどなんだか楽しい。それでいいと思っています。アートリップを始めてから、参加している方たちの認知症はほとんど進んでいません。

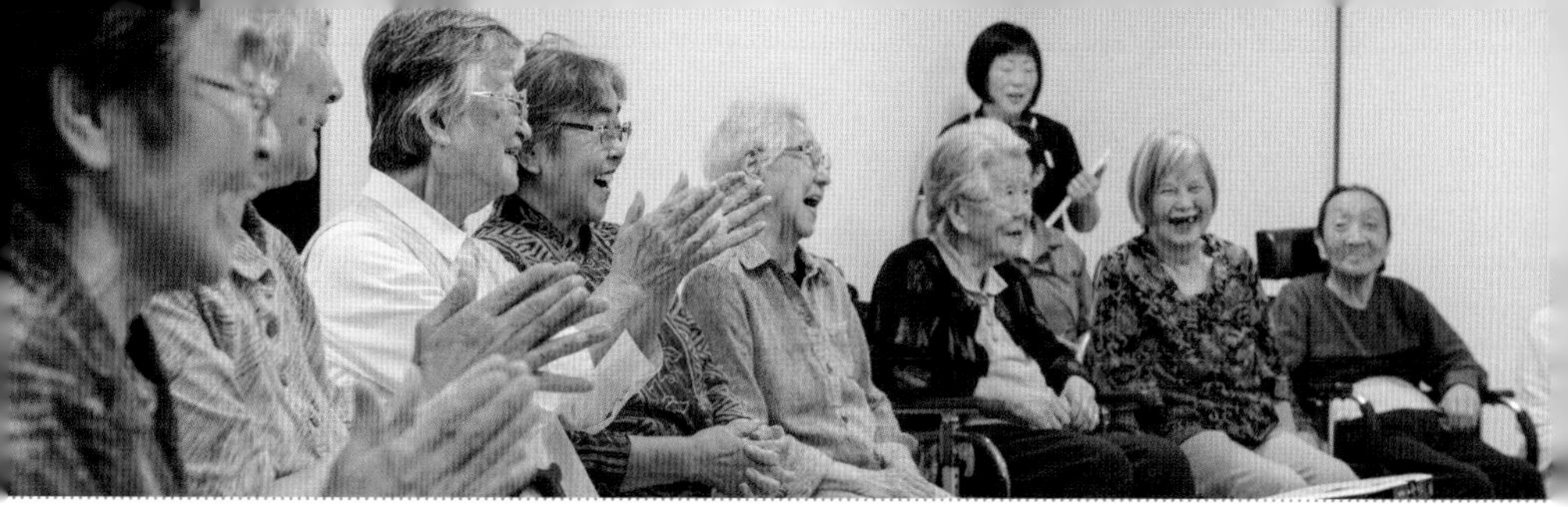

スタッフと利用者が対等になれる場所

実は私たちスタッフの方がアートリップを楽しませてもらっています。利用者の言葉に心の底から笑ったり、感心したりします。普段の生活の中では気づかなかった「こんなこと言えるんだ」「そんな経験していたんだ」ということを発見して新たな関係性を作る時間でもあります。

介護職員と利用者は常に提供する人とされる人です。でも、これはお互いに疲れる原因でもあると思います。利用者はもちろんお客様です。でも常にお客様扱いされるのは辛いものです。一緒に何かを楽しむ、一緒に暮らしているように思えることが大切だと思うんです。そうじゃないと、スタッフも疲れてしまいます。それが虐待や拘束へとつながっていくのではないでしょうか。特に認知症も重度になってくると伝えたいことが伝わらなくなっていくわけですから。だから、この施設ではお客様扱いではなく、一緒に暮らす仲間として、ご飯を盛り付けてもらったり、テーブルをふいてもらったりします。時には私のエプロンのヒモがほどけていると、「ダメね」と言いながら結んでくれることもあります。

アートリップは利用者もスタッフも一緒に楽しめる時間です。もちろん他のイベントでも一緒に楽しめるものはあります。でも、ここまで平等に、むしろ認知症の方の方が優れているのではと思えるようなイベントはないのではないでしょうか。

今日のアートリップでも本を読んでいる女性の絵を見ていた時、「実は彼氏の写真を見ているのよ」って言っていましたね。横山大観のもみじの絵にお酒を飲んでいる人を描き加えたいと。本当にその発想に感心してしまいます。

こういう非日常があるというのはとてもいいことです。忘れちゃってもいいんです。一瞬でも笑顔でいてほしい。過ごしやすい季節になったら、みんなで美術館に行って本物の絵を見せてあげたいですね。どんな発言をしてくれるのか楽しみです。

さっきお部屋まで送ったら、「今日は私を笑顔にしてくれてありがとう」って言われたんです。「また、こういうのやってね」って。毎月行っているんですが。本当にうれしくて、「こちらこそ、笑顔にしてくれてありがとう」って思いました。

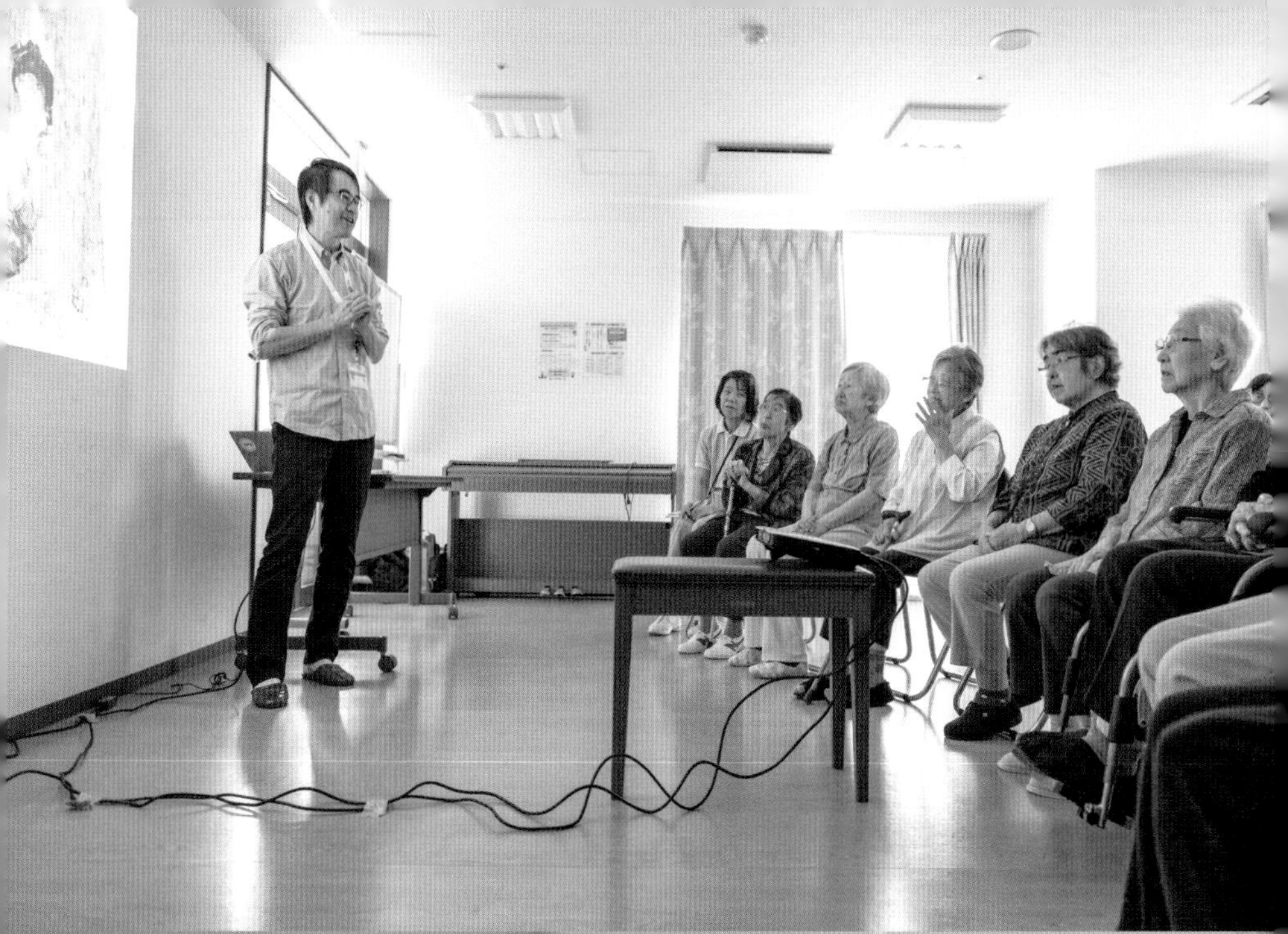

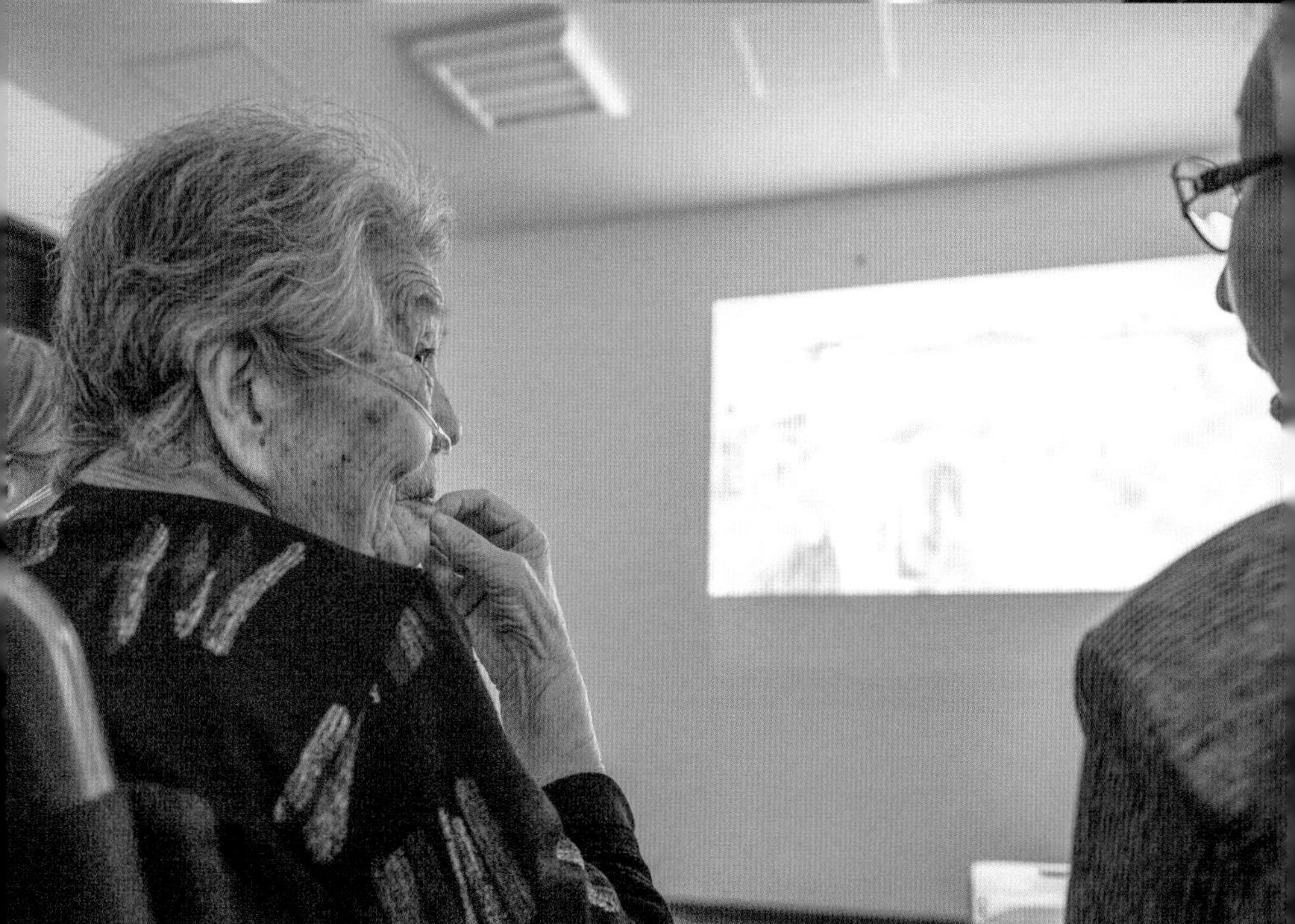

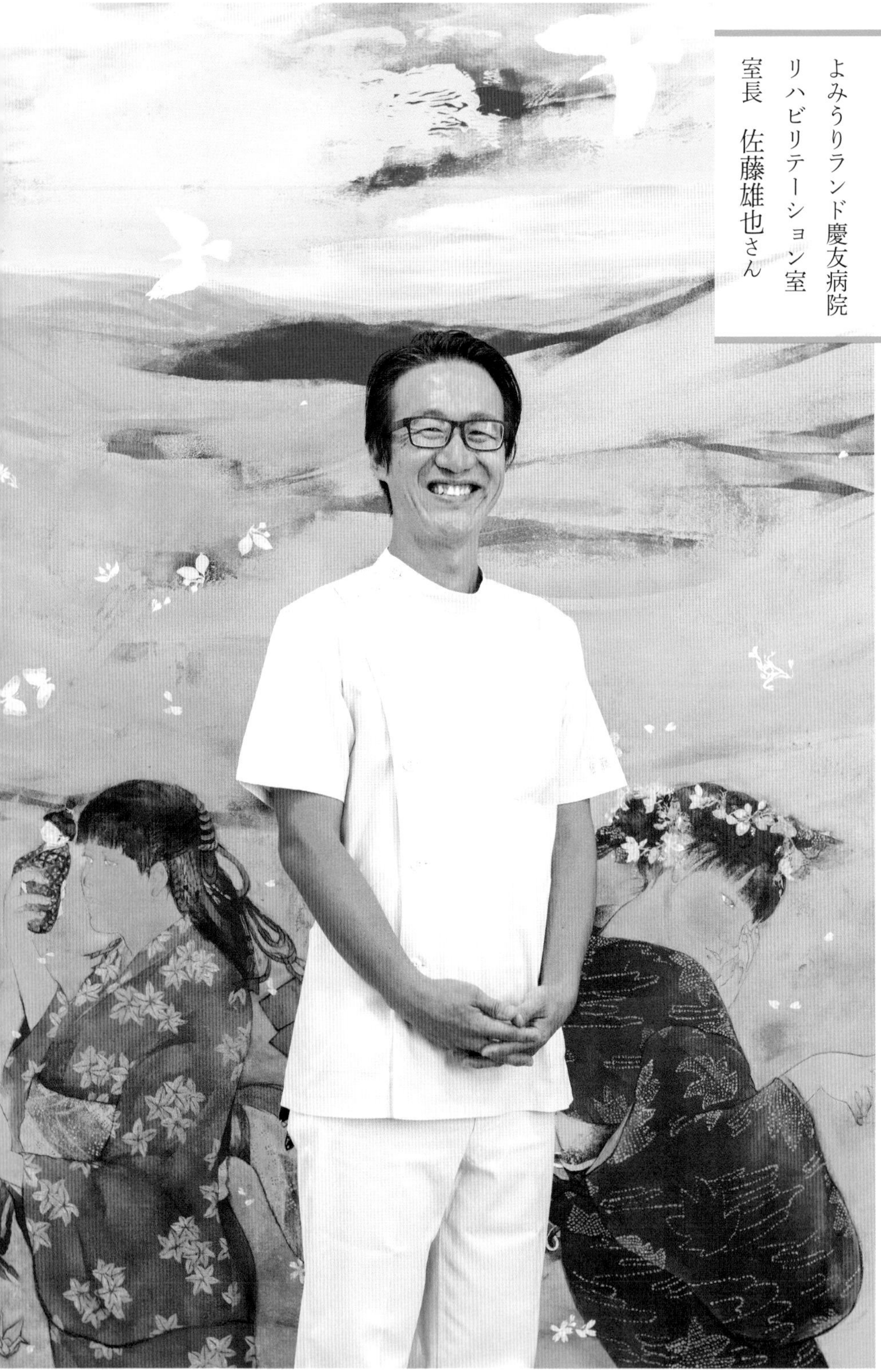

よみうりランド慶友病院
リハビリテーション室
室長　佐藤雄也さん

患者様のいい時間を一緒につくりたい

この病院は都心から電車で30分と便利な場所にありながら、緑に包まれた良い環境にあります。患者様の平均年齢は88歳、1年以上入院される方もいらっしゃいますが、3か月、1か月、また中には入院されて数日でお亡くなりになってしまう方もいらっしゃいます。人生の最後を豊かに過ごしていただくのがこの病院の目的です。

私はリハビリを担当していますが、この病院のリハビリ専門職は、機能回復だけに主眼を置くのではなく、患者様の状態に合わせて、苦痛無く介護を受けられたり、楽しみに参加できるよう身体を整えておくことを目的として日々関わっています。その中でリハビリテーション室は楽しみを提供する場所「お楽しみセンター」としての役割も担っています。

リハビリテーション室には、毎日100人ぐらいの方がいらっしゃいます。体操なども行いますが、新聞を読んだり、おしゃべりをしたり、何もせずに外の景色を眺めて過ごされる方もいます。

朝起きて、顔を洗って、着替える。これも十分リハビリです。何の目的もないのに起きて、顔を洗いなさいと言われても、なかなか難しいものです。患者様が毎日起き上がって着替えたくなるような環境をつくるのが私たちの仕事です。病気を忘れ、ベッドを離れて過ごす「いい時間」を少しでも多く持っていただきたいと思っています。

アートリップがベッドから離れる意欲を引き出す

患者様とお話をすると、入院される前にはよく美術館に行っていたのに、行けなくなった方もいらっしゃるようでした。そんな時にアートリップの話を聞き、これは患者様の楽しみの一つになると思いました。

アートリップは、２０１８年2月から開始しました。月1回実施し、毎回8名から10名の方が参加しています。

会議室の白い壁にプロジェクターで絵を映して、3、4枚の絵を見ます。壁に絵が映し出されると、みなさん、とてもいい表情で話し出します。普段リハビリテーション室では気を使っているのでしょうか。他の患者様や私たちと話している時とは違った、解放されたような、時には何かを思い出しているような表情になります。あまり口数が多くない方もにこやかな表情をされて、みなさんの会話を楽しんでいらっしゃいます。

家族が見学することがあるのですが、「いつもとは違ういい表情をしていた」「今まで聞いたことがない若い頃の話が聞けた」と、とても喜んでいらっしゃいます。

リハビリの観点から見ても、アートリップはとても体に良いと思います。おしゃべりをすると口を動かしますし、喉も使います。そうすると血流も良くなりますし、飲み込みのための筋肉を動かすことにもつながります。普段はすぐに横になってしまうような方でも、絵に集中して話していると、体を乗り出してみたり、指さしたりしながら、1時間座っていることができます。

昔のことを突然思い出されることもあります。それもなぜかいい思い出ばかりなんです。先日も風車小屋の絵を見ていた方が、戦争中に疎開していたことを話し始めたのですが、大変だったけどそれもいい思い出だとおっしゃっていたのが印象的でした。

アートリップは、何より一方通行ではなく、対話型、参加型という点がいいのだと思います。人と交流して、話をして考えたり、感じたりすることは脳にもとても良いことです。お話ができない方でも雰囲気の良い場所で人と一緒に笑うのはとても体に良いですね。

アートリップをケアに生かして

でも、実は私たちの方が患者様たちの発言にいつも楽しませてもらっているんです。そんな思い出があったんだ、そんな経験もされていたんだと、毎回発見があるんです。その話を他のスタッフとも共有して、リハビリや介助をする時に、話題にすると会話が弾み、患者様との関わり方も変わりました。

前回はいつもの会議室ではなく、ラウンジにある本物の壁画でアートリップを実施しました。その時はいつもよりおしゃれをして、しっかりお化粧をして来た方もいらっしゃいました。歩ける方はラウンジまで歩いて来ました。みなさん、近づいて絵の質感や細かいところまで見ていらっしゃいました。

「絵があるのは知っていたけど、こんなふうにじっくり見たことがなかったわ。また見に来るわ」とおっしゃっている方もいました。

今では月1回のアートリップを楽しみに待っている方もいらっしゃいます。アートリップは、患者様がベッドから離れるきっかけをつくるいい時間になっています。

3

アートは認知症に効果があるのか

認知症の方のＱＯＬ向上には
医者より
アーティストが必要

ケース・ウエスタン・リザーブ大学
神経学教授
ピーター・ホワイトハウス

私は米国オハイオ州・クリーブランドにあるケース・ウエスタン・リザーブ大学で、神経学の教授をしています。また、クリーブランドにある世代間交流学校の共同創設者でもあります。私は科学者であり、写真家でもあるので、科学と芸術の両方を重視したいと思っています。認知症は、今や世界中で大きな関心事となっており、人類が抱える複雑な問題の一つと言えます。

認知症とは

認知症になると記憶についてだけでなく、その他の認知機能の低下ももたらします。認知症は高齢者だけではなく、若い人にも起きることもありますし、ダウン症などの発達障害のある方が年を取る

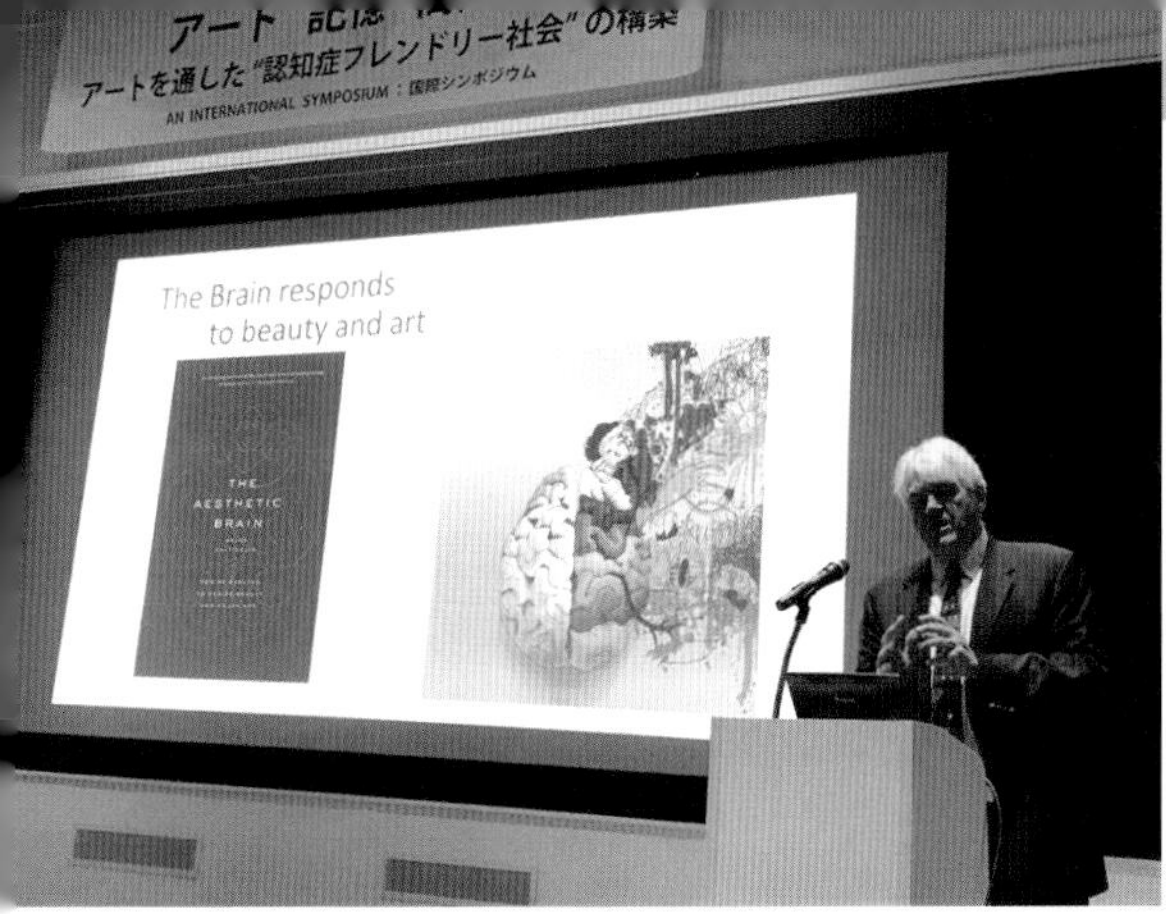

国際シンポジウム「アート・記憶・高齢化」で講演する
ピーター・ホワイトハウス氏

につれて認知機能が低下するということもあります。
　多くの方が認知症は進行性のものであると考えていらっしゃると思いますが、脳梗塞などの脳血管疾患や、交通事故の後遺症などによる脳障害が原因のものは、進行しないタイプの認知症です。しかし、脳血管疾患による認知症の方であっても、年を取ることで自然に認知機能の低下が進んでいくこともあります。

　このように認知症は様々な理由で発症します。特に高齢者の認知症は複数の原因があることが多いため、これを「混合型認知症」と呼びます。最も一般的なのは脳血管疾患による「進行しない認知症」と、アルツハイマー型認知症などの脳の神経細胞が死んでしまうような「進行性の認知症」の両方があるケースです。
　認知症の症状は多岐にわたります。アートプログラムを行う場合には、認知症の方の症状によってアートにどう反応するかが変わります。認知症の方の症状で、最も多いのが短期記憶の障害です。

　そのため、プログラムの中で繰り返し問いかけたり、答えたり

［主な認知症の種類］

アルツハイマー型認知症	血管性認知症
レビー小体型認知症	前頭側頭型認知症

することが必要となります。長期記憶は比較的よく保たれるので、芸術がきっかけとなって子供の頃の経験を思い出すことがあるかもしれません。言語的な点においては、ものの名前を覚えたり、思い出したりすることが難しくなります。前頭側頭型認知症の場合は、計画を立ててそれを実行するということができなくなったり、時には社会的な行動をとれなくなってしまったりすることもあります。あまり一般的ではないのですが、視力は正常であるにも関わらず、視覚障害が起きて、目に見える世界がゆがんで見えることもあり、ソファの上のクッションが子供に見えたりすることもあります。また、幻聴や幻覚、不安やうつなどの症状に悩まされることもあります。

認知症の診断を難しくする要因として、高齢者の場合、今、出ている症状がどんな病気に起因しているのかがわかりにくいことです。一人の人に複数の原因疾患があることも多く、例えば、服を着る手順がわからなくなってしまった場合には、アルツハイマー型認知症やレビー小体型認知症が原因かもしれませんが、パーキンソン病も

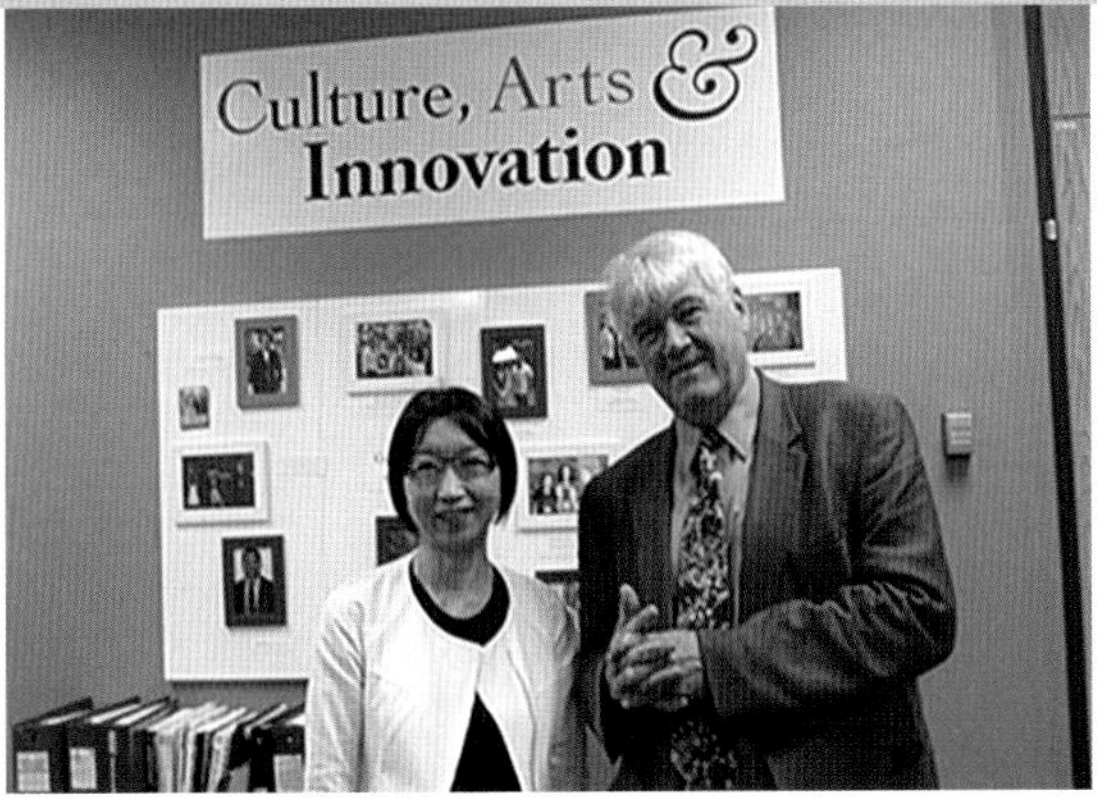

革新的なケアの研究を行っているトロント大学のリサーチホスピタルで

併せ持っていることも考えられます。また、通常の老化においても記憶力や認知力の低下はあるので、原因を特定することが難しく、特に早い段階での診断が非常に困難なのです。

アートと健康

私も含めた科学者は、時として科学が何事も解決できるのだと信じすぎている傾向があります。かつて私は認知症治療薬の開発に携わっていました。しかし、薬による症状の緩和は限定的でしたし、病気の進行を止めることはできませんでした。薬は脳の中のある一つの化学物質にしか刺激を与えることができませんが、絵画や音楽、ダンスなどの芸術は、脳そして身体すべてに刺激を与えることができます。

最近の研究が次々と証明していますが、絵画や創作、音楽、ダンスセラピーなどの芸術プログラムは人々の生活の質（QOL）を向上させます。医学的にも芸術は病気を治療することもできるし、症状

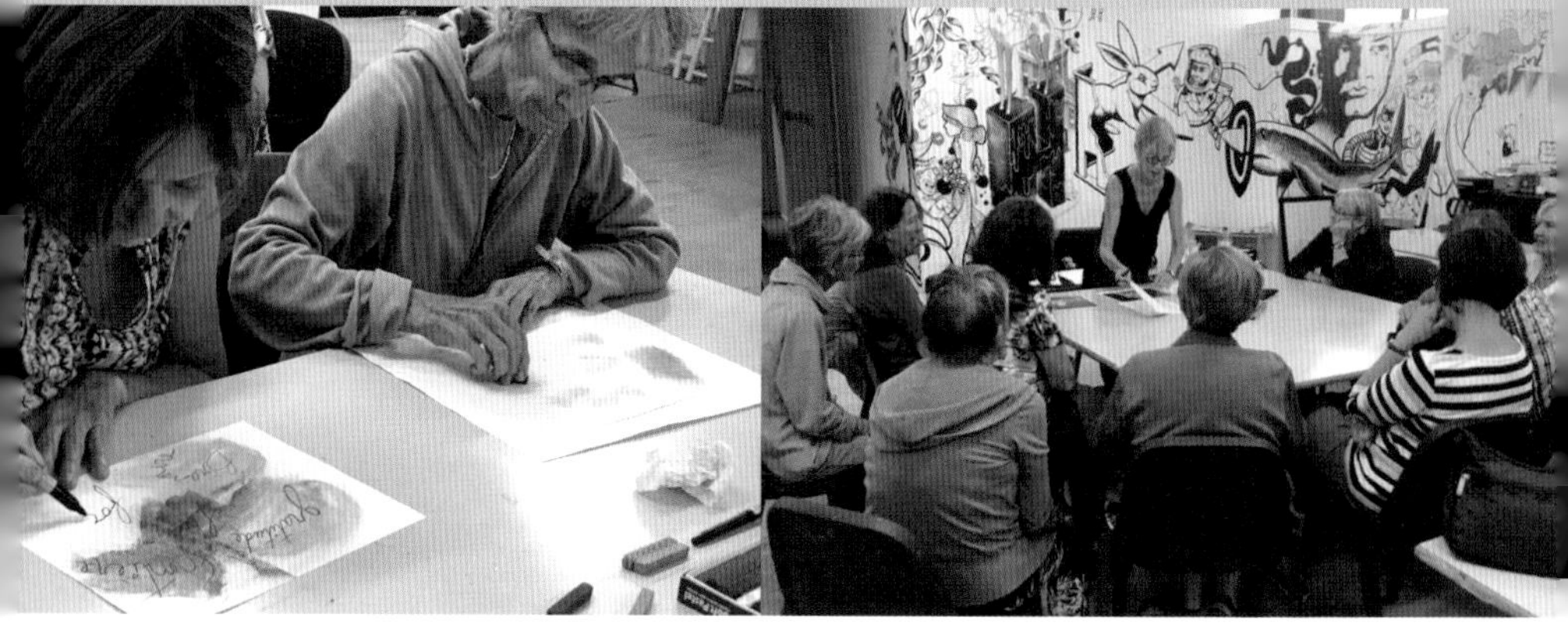

モントリオール美術館での創造的ワークショップ

を緩和させたり、病気の進行を防いだりすることもわかってきています。芸術プログラムは感覚を刺激し、人々の記憶を蘇らせるだけでなく、社会との交流の機会も提供します。認知症高齢者と子供との世代間交流を行えば、認知症高齢者と子供たちが創造的視点から向き合うことも可能にします。私は認知症の方々の生活の質を向上させるためには、医者よりむしろアーティストが必要だと思っています。

芸術は、その人の人生の個人的で主観的な部分にすばらしい効果を発揮します。しかし、その効果は測定することが難しいという問題があります。実験や観察などによる数値で図るだけでは証明することができず、その根拠を疑われやすいのです。効果を証明するには、実験や観察などによる検証のほかに、芸術プログラムに参加した人にインタビューをして、その人に起きた変化などを語ってもらうなどの手法を取ることが最善だと考えられますが、手間がかかることや参加者を募るのが難しいなどの問題があることも事実です。

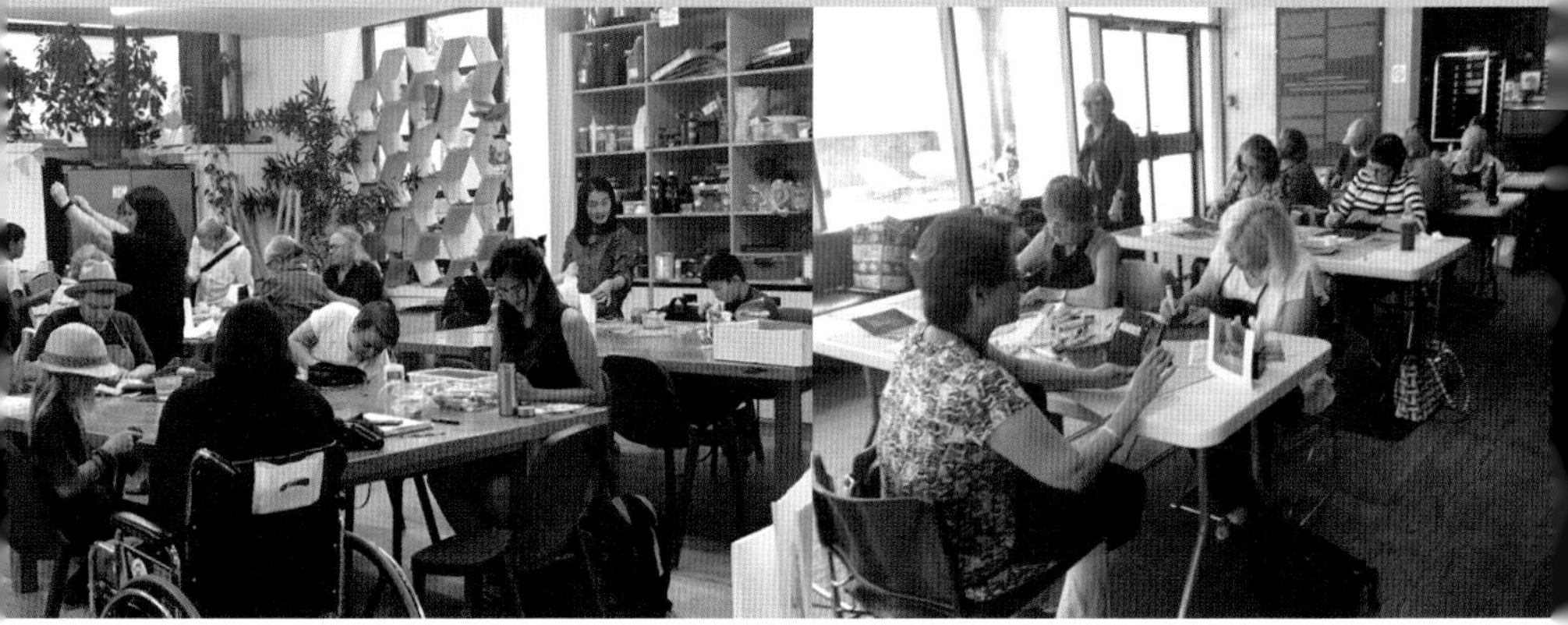

アートプログラムの効果

アートリップは、認知症の方々が芸術によって心地よい刺激を受け、コミュニティーの活動に参加できるという点で大変素晴らしいプログラムの例だと思います。美術館という心地よい空間にいることは癒しとなります。また、アートリップを通して、見て、聞いて、考えて、解釈し、話し、表現する。他者とコミュニケーションを取り、新しいことを学ぶこと、これらはすべて、脳をいい形で刺激します。

私は今や全米だけでなく、世界に広く普及しているニューヨーク近代美術館の「meet me」という認知症当事者のためのプログラムを通して、この種の活動に関与するようになりました。アートリップを開発した林容子氏はこのプログラムを日本語に翻訳し、アメリカ人に比べて芸術がそれほど身近ではなく、人前で発言することを苦手とする日本人に合うように工夫を重ね、現在のようなアートリップをつくりました。

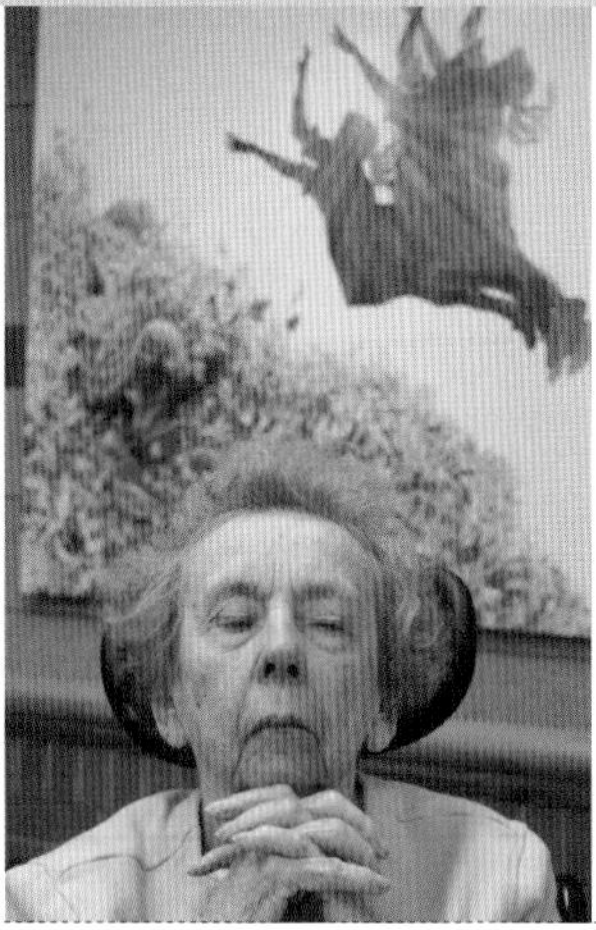

世代間交流学校のシニアメンター（写真提供：ピーター・ホワイトハウス）

アートリップが特に評価されるのは、認知症の方々と進行役との関係性です。一人でも絵画を鑑賞することはできますが、進行役に導かれながら、グループで鑑賞することで、絵画を見て感じたことを共有することができ、一枚の絵を見ても感じ方は人それぞれであることを知り、そこに多様性があることを学びます。認知症の方々が他の人の話に反応して考えを持つこともあり、刺激し合うことでもあります。

私は人が生きることそのものが芸術だと思っています。毎日の日常生活そのものが美しいということです。認知症の人たちにとっても、自分や他人のそれぞれの人生とつながっているということが重要なのです。芸術プログラムの中心にあるのは、多くの場合、それぞれの思いや物語を共有することです。視覚的なイメージを使って参加者が物語を交換することは人生とつながるという意味でとても効果があることなのです。

また、芸術は文化的背景の中で考えられなければなりません。例えば日本人の美意識は欧米人よりも自然との関係を重視します。以前、私は林氏と一緒にクリーブランドの美術館で、一つの実験を行いました。日本人の高齢者とアメリカ人の高齢者に花鳥画の金屏風を見せたのです。日本人は古い時代の美術品であり、美しい自然であると答えたのに対し、アメリカ人は現代アートだと答えました。西洋美術の中では、古い絵画は写実的なものであり、現代アートは平面的なものととらえられているためです。このように芸術は、その人が持っている文化的背景によって感じ方が変わるのです。

脳の健康のために

近年、国際的に脳の健康に注目が集まっています。それは世界中で高齢化が進み、認知症のような脳の状態に影響を受ける人々が増加しているからです。これまでは、薬の開発など科学の力によって問題を解決しようとしてきました。大手製薬会社は、認知症の薬を開発しました。前述したように、私もこの開発に参加しましたが、その効果は限定的でしたし、病気の進行を止めることはできませんでした。そのため、認知症にならないライフスタイルとはどのようなものなのかということに注目が集まってきています。

脳の健康には多くのことが関わります。よく言われるのは、運動、食事、知的活動、社会参加についてなどです。そして、しばしば忘れられがちなのですが、最も重要な要素の一つに、人生における目的や意味、喜びがあります。日本語の「生きがい」という言葉には、これらすべてのものが含まれていると思います。言い換えれば、日本語でいう「生きがい」や「喜びに満ちた」ライフスタイルは脳の健康にとても重要なのです。

それは、何のために朝起きるのかということであり、誰と食事をしたいのか、誰と人生を過ごしたいのか、人間としてどう生きるかといった、より幅広い観点から脳の健康を考える必要があるのです。

例えば、世界中で深刻な問題となっている社会からの孤立は、健

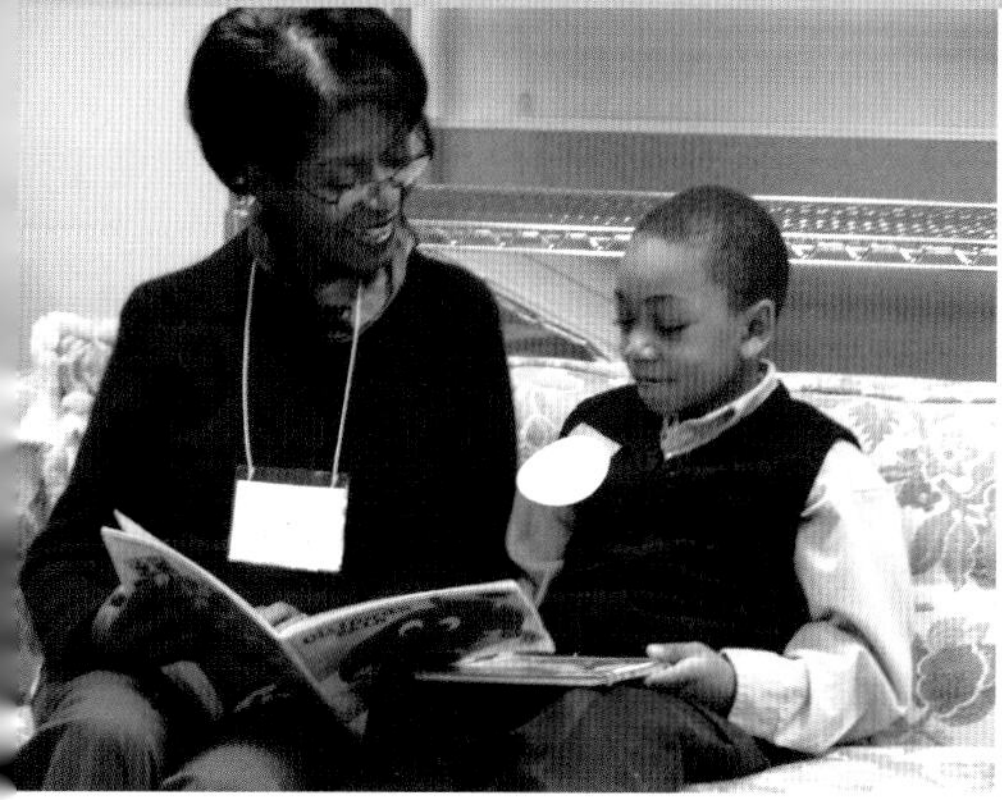

世代間交流学校のシニアメンターと子供
（写真提供：ピーター・ホワイトハウス）

康に悪影響を及ぼしますが、それは医療だけで解決できるものではありません。社会的アプローチも必要となります。アートプログラムは人々を結びつけ、有意義な人生経験を共有することを可能にします。アートプログラムは人々の健康のために、これからますます社会に必要とされるでしょう。

私自身、オハイオ州・クリーブランドの世代間交流学校の仕事をしています。それは、健康のためには、医療的なアプローチだけでは限界を感じたからです。その病気の根源にある社会的孤立、不健康な食事、運動不足などを改善していかなければ健康を取り戻すことはできないのです。

世界は認知症高齢者が増加しているという問題に直面しているだけではありません。気候変動や社会的不正などの複雑な問題にも直面しています。これらはすべての人類にとって重要な問題です。関係がないと思われるかもしれませんが、環境汚染や貧困は、脳の健康に影響を与えますし、認知症の方は社会的弱者であり、洪水や干ばつ、台風などがもとで生命を失うこともあるのです。

芸術は認知症の方々だけでなく、すべての人の生活の質を向上させることができます。人類文明は今、想像力と革新による大きな変化が求められています。その鍵の一つが、高齢者を解決するべき存在と見るのではなく、すべての高齢者が社会参加できるように、芸術を通して元気づけていくことなのです。

そうすることで、文化的で豊かな物語であり、芸術そのものともいえる高齢者たちの生き方が、私たち人類がこれから生き残り、繁栄し続けていくために必要な知恵を与えてくれるのです。

認知症の危険因子「うつ」の改善に効果あり！ アートと認知症予防について

国立長寿医療研究センター
老年学・社会科学研究センター　センター長
島田裕之

認知症の発症には様々な要因が絡んでいます。その要因の中には、遺伝子の異常も含まれますし、環境からの影響もあります。近年では運動習慣や食生活、様々な知的活動や対人交流のような普段の生活習慣が認知症の発症に強く関与することもわかってきています。そのため、認知症や認知機能低下を防ぐためには、できるだけ早い時期から認知症になりにくい生活習慣を身につける、さらに知的活動や社会的活動などを積極的に行うことが重要となります。

このような活動は非薬物療法と呼ばれますが、有名なのは写真を見て昔のことを思い出す回想法、あるいは運動、または音楽鑑賞・演奏というものです。アートセラピーと呼ばれる絵画やアートを使った活動は、認知症やうつ病の患者に対するリハビリテーション療法として医療現場で実施されています。アートセラピーはすでに会話の促進、不安や抑うつ感の改善、生活の質の向上に効果があると報告されています。

アートは脳を活性化する

アートの多様な表現は脳に刺激を与えるだけでなく、アートを通してのコミュニケーションは精神的な健康の改善にも影響を及ぼすことがわかっています。創作活動は複数の脳領域を活性化させるのに有効です。例えば、一枚の絵を描くためにはこれから絵を描こうとするものを認知し、色や形態に関する情報を処理するために後頭野が働きます。そして、作業プランを立てるためには、遂行機能を担う前頭前野が働きます。実際に絵を描いたり、色を塗ったりする過程では色や形の記憶が保存されている側頭葉を使ったり、細かい指の作業を行う際には運動野も働きます。

アートがうつを改善するか

また、近年、認知症または軽度認知機能障害（mild cognitive impairment:MCI）は、抑うつと関連があり、抑うつを伴うMCIが認知症へ移行しやすいといった内容の研究が多数報告されており、うつ病が認知症発症リスクである可能性が示されています。

老年期は配偶者の死などのライフイベントにより、うつ状態が出現しやすい時期でもあり、高齢者の健康寿命の延伸のために認知症やうつ病を予防することへの意義は大きく、アートプログラムの実践による予防効果が確認されれば、個人の生活の質の向上とともに社会保障費を節約する手段として期待されます。

しかし、このような活動の効果について、認知症患者に関する研究はありますが、認知機能低下やうつ症状の改善や予防を目的とした介護予防プログラムとしての効果検証が厳密に行われた研究はほとんどありませんでした。

アートは認知症予防にも効果があるか

そこで、2013年、認知症に影響を与える「うつ病の予防」に

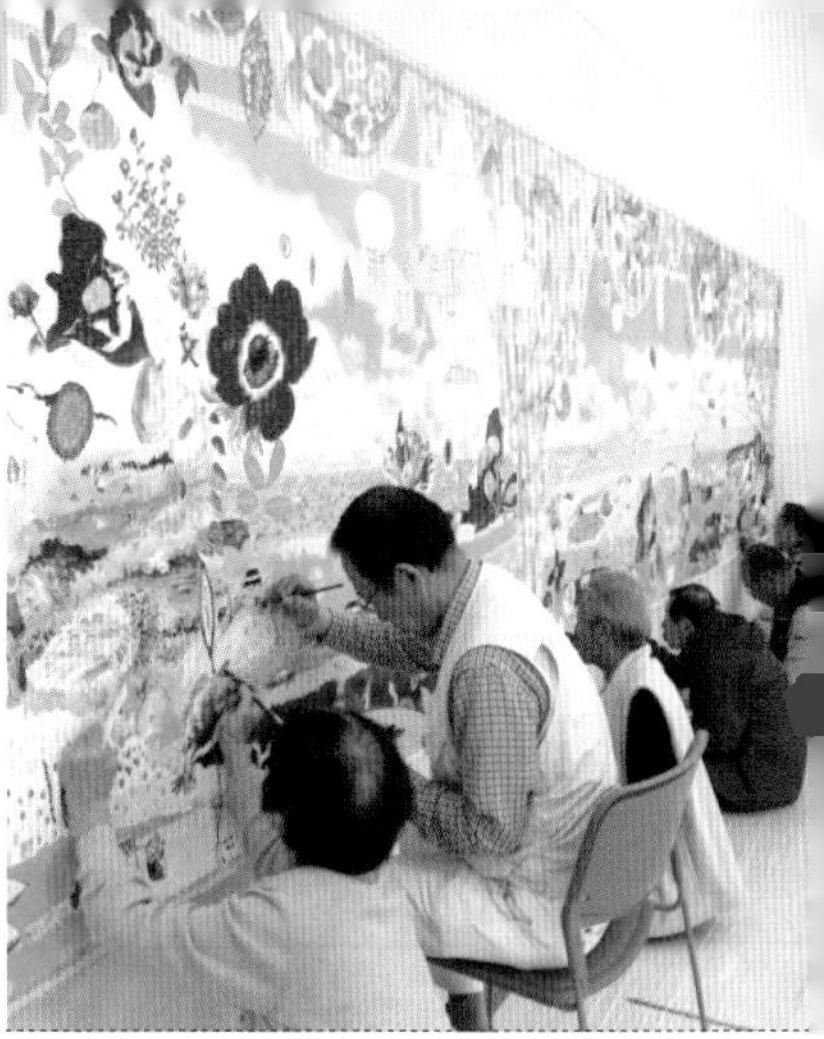

「脳を鍛えるアートスクール」
の参加型創造的ワークショップ

アートがどのような影響を及ぼすのかを調べました。軽度の認知障害やうつ症状のある、日頃特に芸術活動を行っていない一般的な高齢者76名（男性42名、女性34名、平均年齢75歳）に協力してもらいました。協力者にはプログラム開始前に検査を受けてもらい、アートプログラムに「参加するグループ」（38名）と「参加しないグループ」（38名）にランダムに振り分けました。「参加するグループ」は対話型絵画鑑賞プログラムと参加型創造的ワークショップで構成されているアートプログラム「脳を鍛えるアートスクール」（企画・アーツアライブ）に、3か月の間に週2回、計24回参加してもらいました。一方、「参加しないグループ」には健康講座に参加してもらいましたが、これまでの生活習慣に大きな変化がないようにしました。

1 対話型絵画鑑賞プログラム

対話型絵画鑑賞プログラムはアートリップです。単に絵を鑑賞するだけではなく、作品を見て感じたことを参加者同士のコミュニケーションを通して共有していくことがポイントとなります。6〜

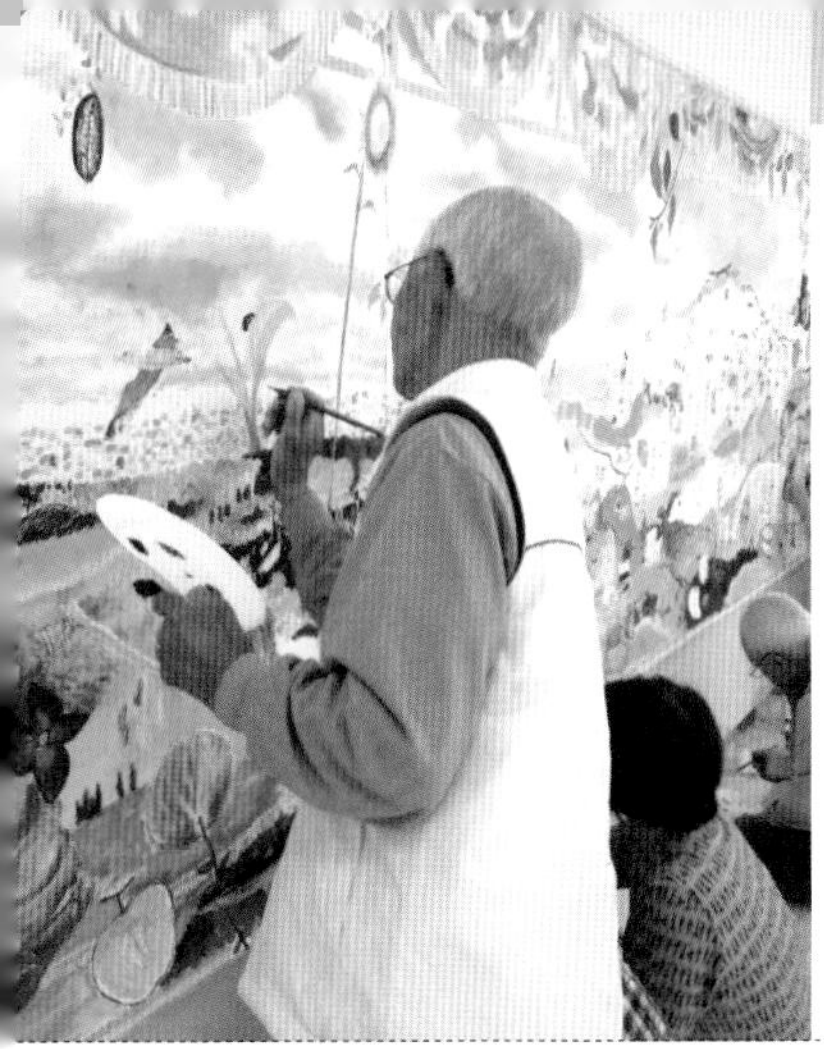

15名程度が一つのグループとなり、1回の教室では4〜5枚の絵画を1枚につき15分ぐらいの時間をかけて見ていきます。最初は1分間作品を鑑賞し、次にガイドの質問に沿って、それが何を意味するかを解釈し、その解釈を自分たち自身の体験や生活につなげていくように対話を進めていきます。ガイドは参加者に、「絵の中に描かれているものを言ってみましょう」といった観察力、注意力、見当識を刺激するような質問を行い、また、想像力と回想を促す質問を行って、側頭葉のエピソード記憶と前頭葉の活動を促進させます。留意する点は、決められた答えや解釈ではなく、参加者の自由な解釈と発想を奨励することです。

2 参加型創造的ワークショップ

アーティストの指導の下、多様な素材と方法を用いて毎週の宿題も含め2〜3週間のスパンで作品を完成させてもらいました。作品はコミュニケーションを取って共同で制作するものだけでなく、個別で制作するものも取り混ぜて実施しました。絵を描いたり、切っ

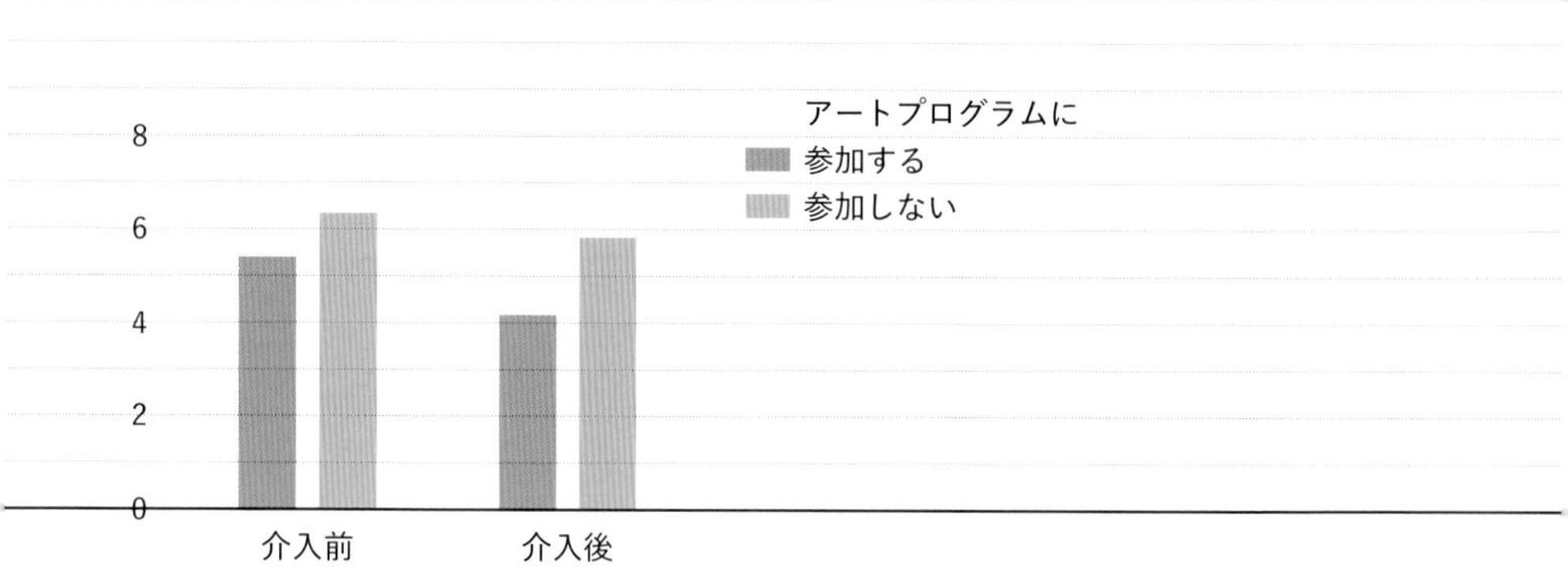

［ 1. うつ傾向の改善 ］

たり、折ったり、貼ったり、練ったりといった指を使った作業は広い範囲の脳領域を刺激することができますが、この時の参加型創造的ワークショップは、ただ作品を作っていくだけでなく、創作活動を通して参加者同士の会話を広げて、発想、記憶、経験を促すことによって脳を活性化させることを主な目的としました。

参加者は次回制作するものをどのような素材で、何をどのように描くか、または作るかを教室実施日以外の普段の日常生活の中で常に考えるように宿題が出されました。また、完成した作品や、宿題で描いてきた作品について説明を行い、参加者みんなでディスカッションすることが重要なポイントでした。

うつ傾向の改善、認知機能の低下予防に効果あり

検査の結果、「うつ傾向の改善」（グラフ1）が見られたほか、暗記した単語を後で言ってもらう「単語記憶試験」で参加したグループの得点が高くなり（グラフ2）、また、1から25までの数字を順に結ん

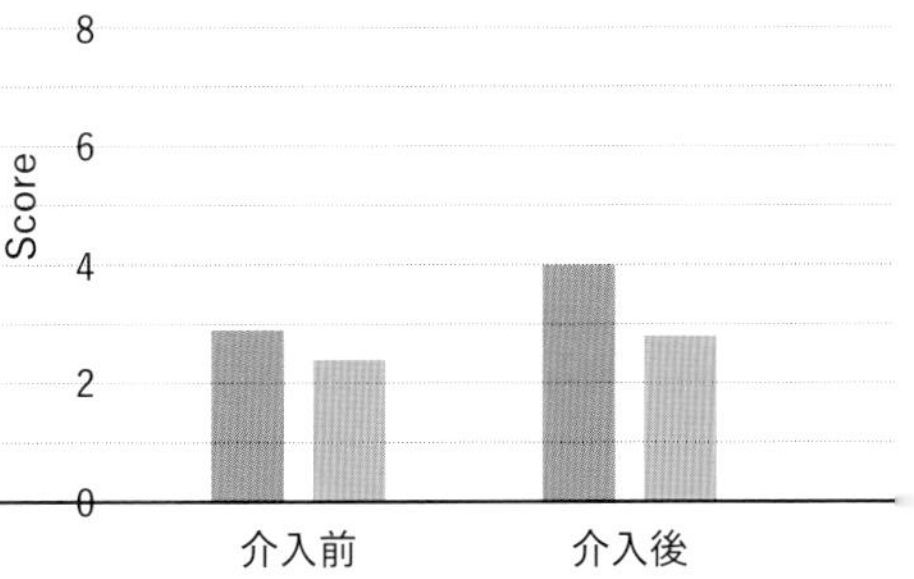

［ 2. 単語記憶力の向上 ］

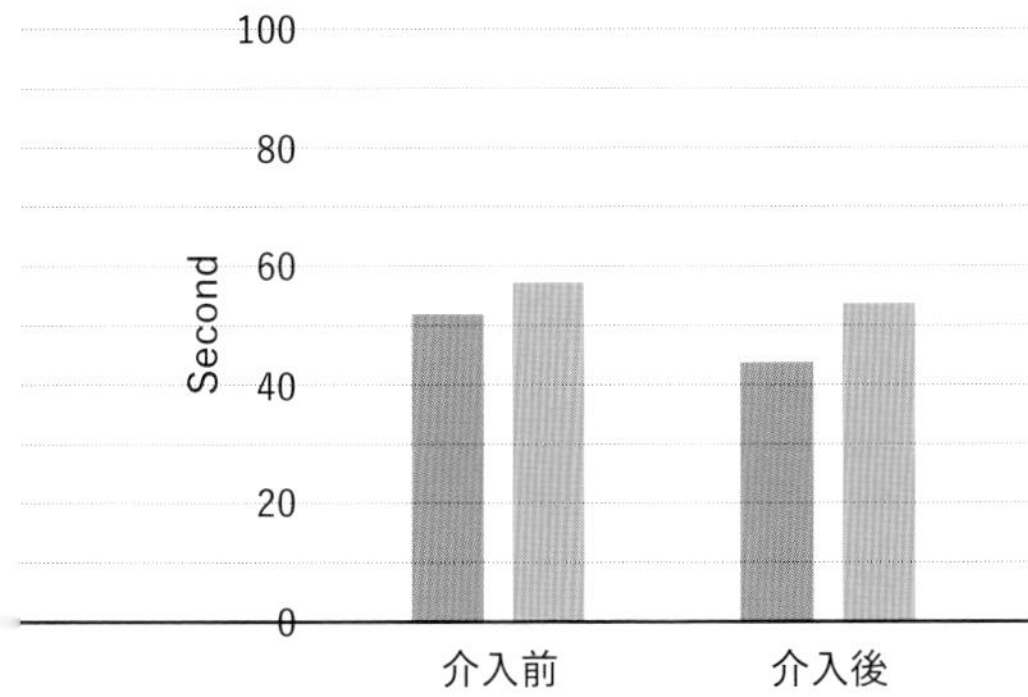

［ 3. 課題遂行時間の改善 ］

だり、数字とひらがなを交互に結んだりすることによって調べる「注意・遂行機能（何かをやり遂げる）試験」（グラフ3）においても効果があることがわかりました。

●うつ傾向の改善

うつ傾向があると数値が高くなる。アートプログラムに参加したグループにおいてうつ傾向が改善されていた。

●単語記憶力の向上

介入後、アートプログラムに参加しなかったグループに比べ、参加したグループのほうが、得点が高かった。

●課題遂行時間の改善

介入後、アートプログラムに参加しなかったグループより、参加したグループのほうで、課題遂行時間が短くなっていた。

うつ傾向が改善されたのは、参加者は自分自身の感情を自由に表

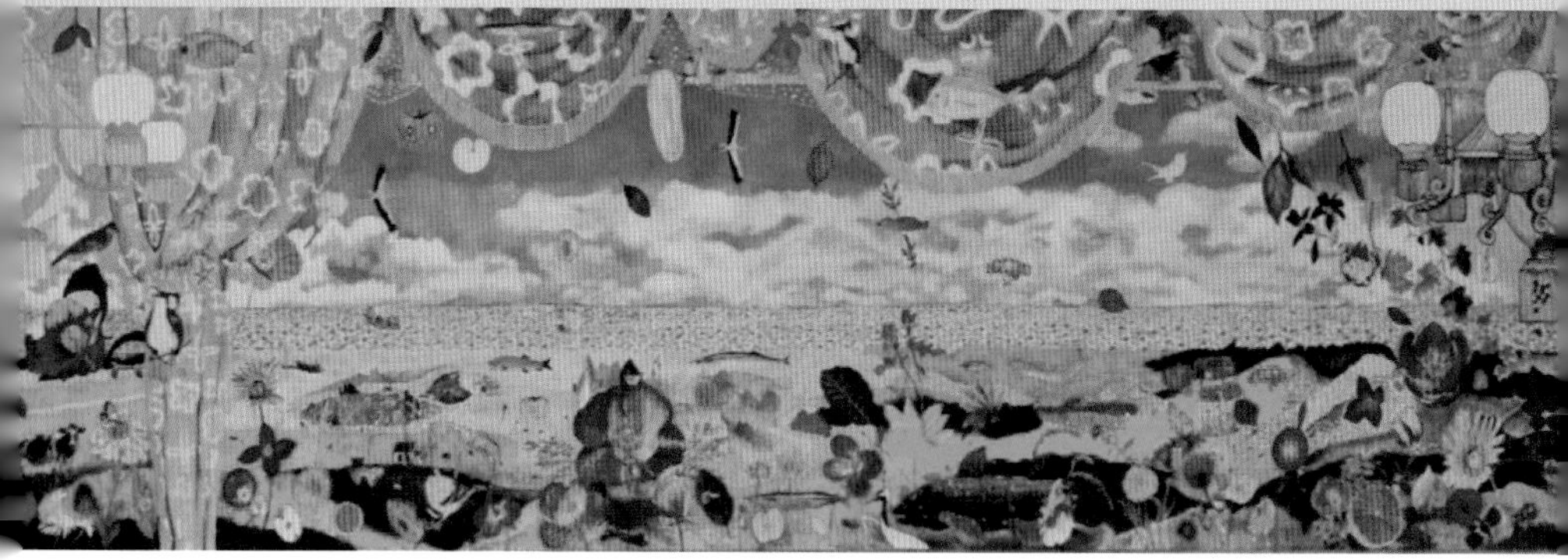

アーティスト池平徹兵氏と参加者が一緒に制作した壁画《希望》

現し、参加者同士の交流の中で自分の気持ちを理解してもらい、安心感を得るなど好ましい気分の変化が起こったのではないかと考えられます。

さらに実験後に、遂行機能と単語記憶テストの成績が、参加したグループの方で良好であったのは、高齢者におけるアートプログラムの実践が精神的健康だけでなく、認知機能にも良い影響を与えた可能性を示しています。本プロジェクトで実施した対話型絵画鑑賞プログラムと類似な方式のプログラムを実施した先行研究では、認知症患者のエピソード記憶と言語流暢性が改善した報告もあります。参加者がグループで楽しく活動に取り組んだ経験が参加者の認知機能によい影響を及ぼしたのではないかと推察されます。

従来、効果が認められている非薬物療法であっても、参加者が興味を持たない、あるいは楽しさを感じられずに途中でやめてしまうと、その効果も期待できませんでした。脳を活性化するためのリハビリテーションの重要な要素として、快刺激、ほめる、コミュニケーションなどが挙げられています。

このプログラムでは、これらの要素が十分に取り込まれており、

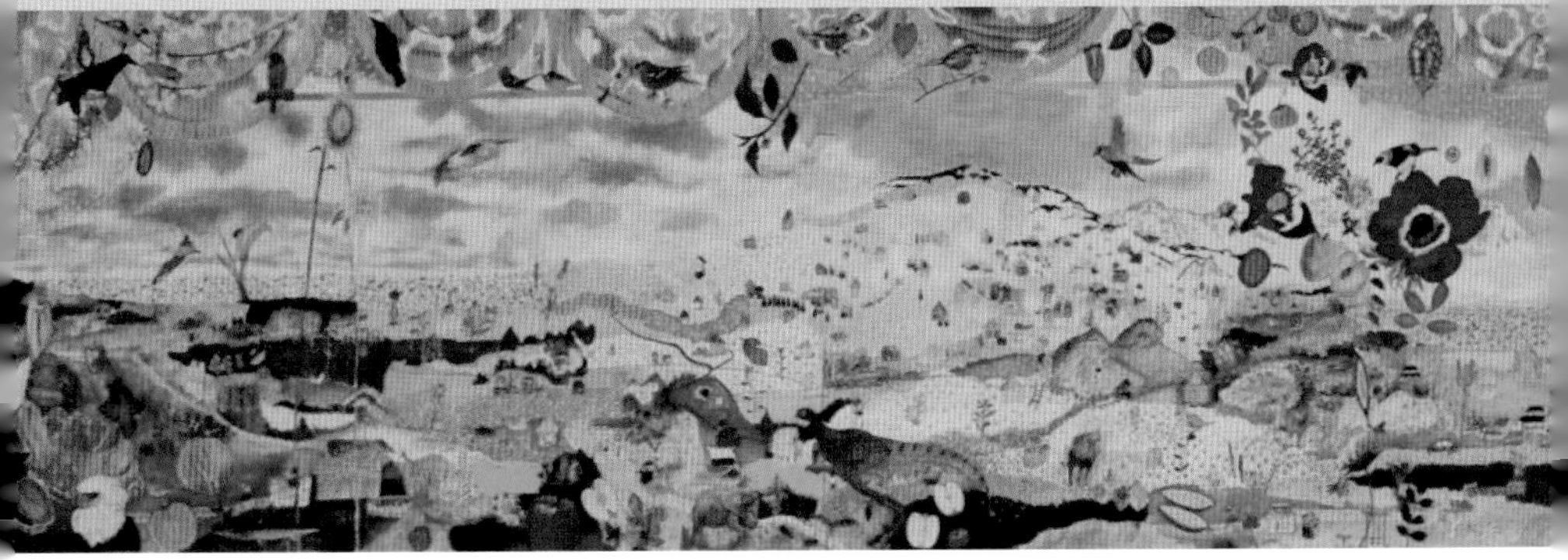

お互いをほめ合い、楽しく活動に取り組んでいる様子が観察されました。家族やアーティストがほめてくれるのがうれしくてもっとがんばれる、という声もあり、参加者の意欲が高まっていることが感じられました。さらにアートを体験したグループには、その後の行動の変化も見られ、自主的に交流を続ける人たちもいたようです。

本プロジェクトを実施した結果、参加者はアートに対して真剣に取り組み、充実感を得ている様子が観察されました。アートプログラムを認知症予防の方法の一つとして用いることの可能性を示していると考えられます。

認知症は予防と共生の時代へ

日本は2025年には、団塊の世代が後期高齢者になります。認知症の方の数も700万人になると予測されています。2019年6月、国は「認知症施策推進大綱」を発表しました。大綱では（1）認知症になっても、希望や尊厳を持って暮らせる共生社会の醸成、（2）認知症の予防、の2つを車の両輪に例え、同時に推進すること

［ WHOが推奨する12の認知症予防対策 ］

生活習慣の改善	心身の管理	その他の活動
定期的な運動実践	体重の管理	知的活動
禁煙	高血圧の管理	社会的活動
健康的な食生活	高血糖の管理	
過度な飲酒の抑制	脂質異常の管理	
	うつの管理	
	聴力の管理	

心臓の健康に
役立つことは
脳の健康にも役立つ

World Health Organization Guidelines, Risk Reduction of Cognitive Decline and Dementia,2019

を重視しています。

ここでいう認知症予防とは、「認知症にならない」ということではなく、「認知症の発症を遅らせる」または「認知症になっても進行にブレーキをかける」という意味です。

世界保健機構（ＷＨＯ）も２０１９年５月、「認知症と認知機能低下のリスクを減らすための指針」をまとめました（上図参照）。その中で、生活習慣病の改善や心身の管理を推奨していますが、さらに知的活動、社会的活動の重要性を取り上げています。

現段階で認知症を完治させる薬はありません。今後の高齢者人口の増加を予測すると、薬ができるまで待ってはいられません。薬以外の方法を考えていく必要があります。生活習慣の改善や心身の管理、そして、週１回以上、集いの場で様々な人と交流していただきたいです。毎日、外出しておしゃべりをしているような方は心配ありません。心配なのは閉じこもりがちな人です。そのような方でも、魅力を感じて続けていけるようなサービスを提供する必要があるでしょう。

楽しみながら続けられる社会参加活動を

認知症予防の効果を上げるためには、何よりも楽しみながら、自発的に続けていくことが必要になります。そのためには、スポーツや地域のボランティア活動などでも、もちろん効果があります。多くの価値観がある中で、アートの活動はその一つとなるでしょう。

何より続けていくことが大切です。アート創作をするのはハードルが高くても、アート鑑賞なら続けていけるということもあるでしょう。アートリップは知的活動にあたると思いますし、対話型の鑑賞ということになれば社会的活動ということにもなります。どこかに集まって実施するということであれば、そこまで移動しなくてはなりませんので身体活動も含まれます。そのような活動を継続して行っていくことが重要になってきます。ぜひともアートリップが一部の人だけでなく、全国の方が参加できるように広めていただきたいと思います。

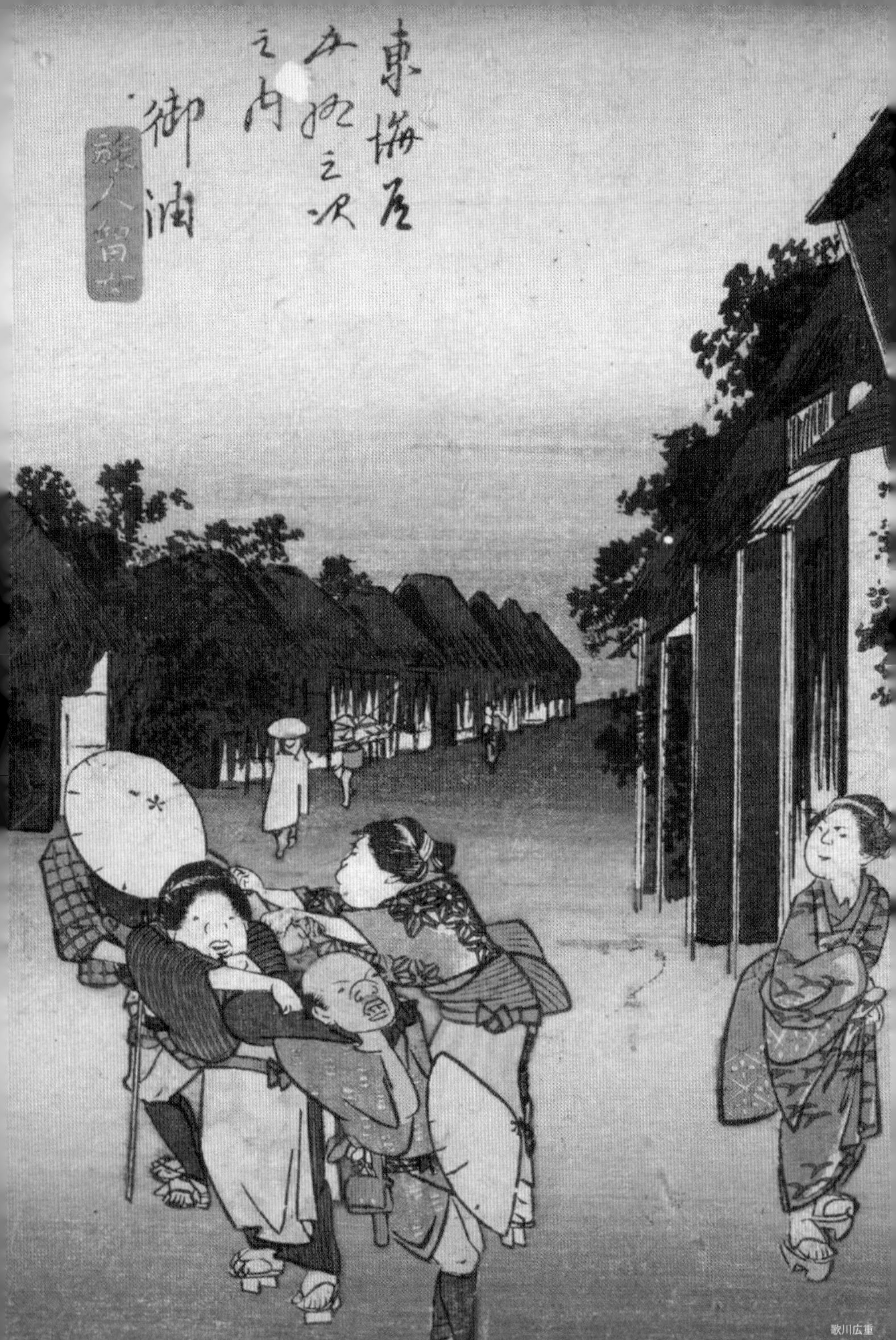

歌川広重
《東海道五十三次之内　御油　旅人留女》（部分）
1833～34年　国立国会図書館

4

アートリップのはじまり

対話型アート鑑賞プログラムとの出合い

２０１０年末、ＭoＭＡ（ニューヨーク近代美術館）で「認知症当事者と家族を対象とする対話型アート鑑賞プログラムmeet me at MoMA」を初めて視察した時の衝撃を、私は今でも忘れることができません。

閉館日の静まり返ったギャラリーで、いすに座った認知症高齢者の方々が、エデュケーターと呼ばれる進行役の質問に促されるように、絵を見て感じたことや想像したことを生き生きとコメントしていました。しかも単なる感想ではなく、絵と自分の経験を関連づけた発言を表情豊かに語っていました。進行役は高齢者だけでなく、一緒にいる家族にも、そして視察していた私にも質問を投げかけ、コメントを引き出していきました。

シャガールの《私と村》では、進行役は、何が描かれているかといったことから、人間と動物の関係、絵に描かれている作家の故郷とそれぞれの方の故郷との違いについても質問していました。絵と関連させて過去の思い出を話してもらったり、そこに描かれていないものや物語を想像させたりする質問のテクニックはとても新鮮なものでした。

　笑顔でコメントする参加者の反応を見て、私は「今日は認知症の方は参加しなかったのだな」と思いました。当時は認知症といえば、何もわからなくなってしまう病で、表情豊かに自分の意見など言えるわけがないと思っていたからです。


　視察の後、私は美術館の担当者に話を聞きました。すると、参加していたのは認知症高齢者とその家族や介護者であるという答えが返ってきました。美術館のファンとして、あるいはパトロンとして美術館をサポートしていた方々が認知症になり、美術館に来ることができない人が増えてきました。そこでなんとかして、彼らにもう一度美術館に来てもらいたいと、認知症の方も一緒に楽しめるこのプログラムを開発したということでした。

　開発にあたっては、ニューヨーク・アルツハイマー協会やニューヨーク大学の認知症専門家の意見を聞いて、認知症の方も無理なく、家族と一緒に作品を楽しむことができるように工夫したそうです。アルツハイ

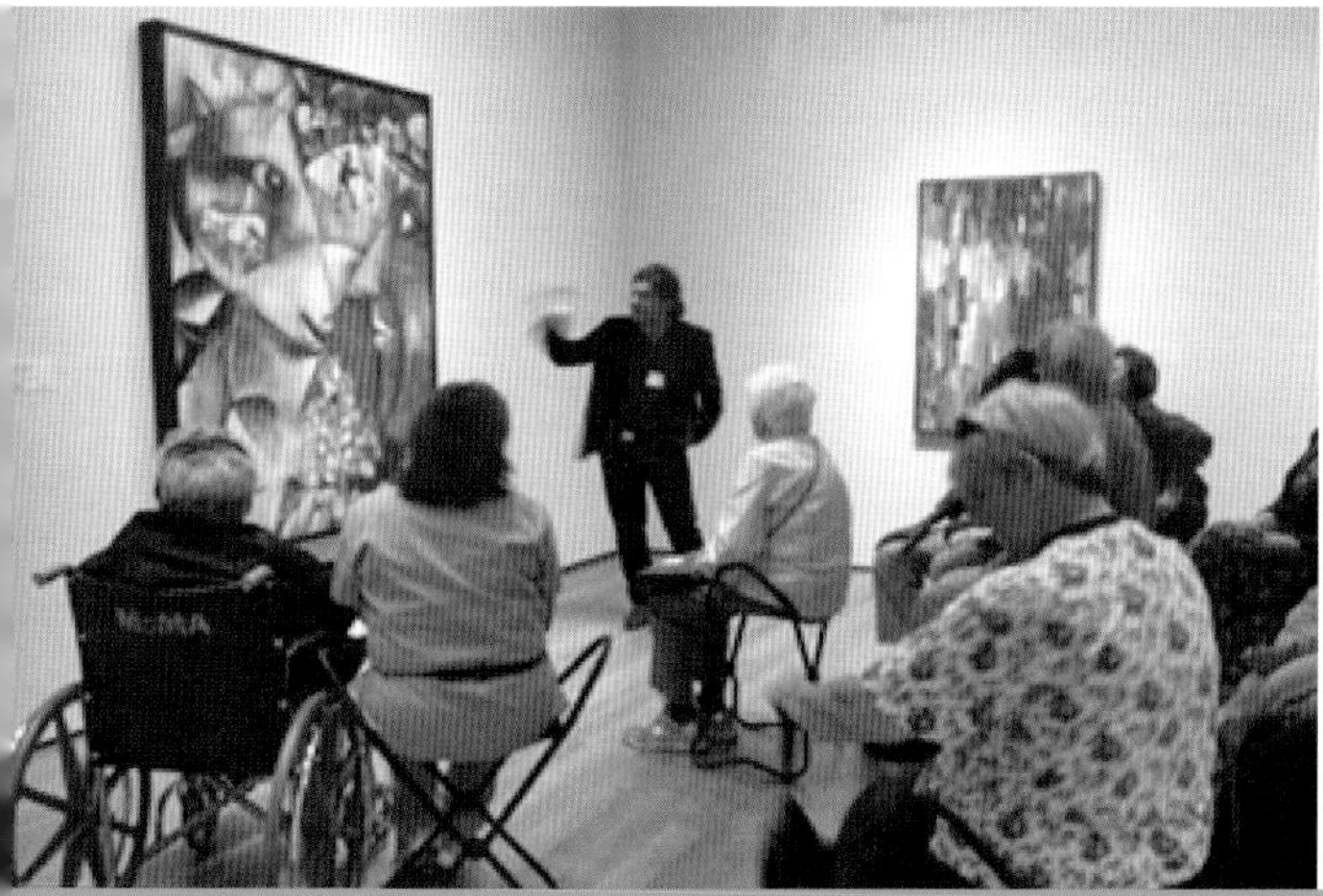

MoMAの対話型アート鑑賞プログラムでのアミール・パルサ講師と参加者

マー協会を通して、プログラムへの参加者を募ったところ、キャンセル待ちが出るほどでした。

そして、メトロポリタン美術館など、ニューヨークの他の美術館にも同様のプログラム実施の依頼が来るようになりました。そこで、全米100館以上の美術館にこのメソッドを普及させるプロジェクトを実施していると話してくれました。その時に渡された分厚い本は、プログラム・ファシリテーター養成のためのマニュアルでした。

私は、この話を聞いて、「日本の認知症高齢者や家族にもこのプログラムを届けたい」と強く思いました。しかし、その一方で、普段からアートに親しんでいるニューヨークの高齢者だからできるプログラムなのか、また、MoMA所蔵の名画だからこんなコメントが出てくるのか、これまで美術と無縁で過ごしてきた日本の高齢者や日本の美術館でもこのような反応が出るのかといった不安がいくつもありました。

日本で初めてのアートプログラム

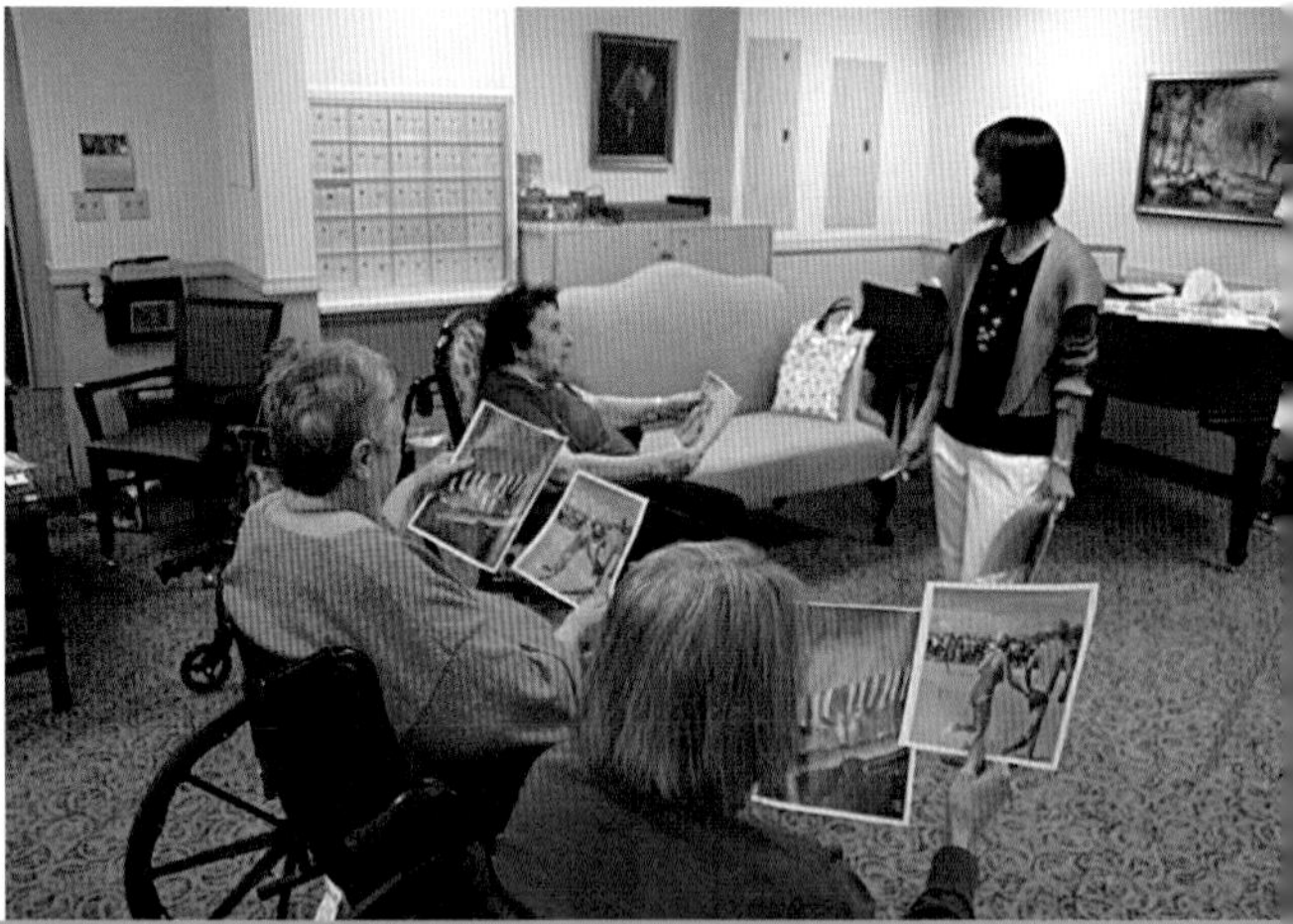

米国での研究中にクリーブランド州の老人ホームでアートプログラムを実施する筆者

帰国後、私は日本でもプログラムを実施したいという思いを消すことができませんでした。そこで、若年性認知症の60歳の男性・Sさんと85歳のアルツハイマー型認知症の女性の二人に協力していただき、マニュアルを読み、エデュケーターをまねてプログラムを実施しました。その結果、私の心配は杞憂であることがわかりました。お二人からは、私の想像を超えた感性豊かなコメントが出てきたのです。

プログラムが終わっておそるおそるお二人に感想を聞くと、Sさんが、「今日は本当に楽しかった。認知症と診断されてから、毎日薬を飲んだり、リハビリをしたりしているけれど、何のために薬を飲んだりしているのかわからない。5年前に認知症と診断されてから、ずっと病人としての日々です。何も楽しいことがない。人間は、生きる張り合いがないと生きていけません。もし、毎月このようなプログラムを美術館で行ってくれるなら、生きる張り合いになります」と言ってくれました。

日本ではうまくいかないのではないか。欧米に比べて、多くの人が美術に親しんでいない日本でこのプログラムを成功させる自信がなかった私にとって、彼の言った「生きる張り合いになる」の一言は私の背中を押してくれました。「生きる張り合いになる」。そうまで言われたのなら、Sさんのためだけにでも日本でプログラムを実施したい。今日に続く日本でのプログラム実施を決意した瞬間でした。

彼一人のために実施するのであれば、私一人がプログラムを行えばいいことですが、日本には、当時約400万の認知症患者、450万の予備軍がいました。MoMAが米国でやっているように、私もエデュケーターを養成し、日本全国の美術館でこのプログラムを実現させたい。そうすれば、日本においても全国の認知症の方と家族がアメリカと同じように地域の美術館でプログラムを体験できると思ったのです。

日本でプログラムを実施する壁

しかし、プログラムの日本への導入には、思いがけない高い壁が立ちはだかっていました。美術館でこのプログラムの話をしても、当時は認知症高齢者と関わったことのある担当者が少なく、認知症の人は美術館で騒ぐのではないか、大切な絵を傷つけるのではないか、よくわからないものを受け入れたくはないという反応でした。介護施設からは、認知症が治るのか？　治らないのだったら、介護現場は人手不足で忙しいのに美術どころではないという答えが返ってきました。

　また、日本へのプログラム導入のために、ＭｏＭＡにマニュアルを使わせてもらえるよう相談しましたが、ＭｏＭＡからの答えはアメリカ国内以外では使わせないというものでした。しかし、あきらめたくなかった私は6か月かけてこのマニュアルを翻訳し、日本で使わせてもらえるよう願い出ました。様々な協議の後、ようやくＭｏＭＡは日本への導入に賛同し支援をしてくれることになりました。それから、ＭｏＭＡ主催のシンポジウムやセミナーに参加しながら、マニュアルの制作や発行のための資金作りに奔走しました。

　そして、２０１１年、ブリヂストン美術館（現アーティゾン美術館）がアートリップを導入してくれることになりました。その後、パナソニック汐留美術館、国立西洋美術館でも定期的に実施できるようになり、少しずつですが、全国の美術館へと広まっていきました。
「このプログラムがあったら、生きる張り合いになる」と言ってくれたSさんの言葉があったから、あきらめずにがんばれたのだと思います。その後、Sさんはアートリップのファンとして美術館に通い、自分でも絵を描くようになり、オンライン・アートリップにも参加しています。

さらに私は多くの方にアートリップを体験していただけるよう、2012年から、アートコンダクターと呼んでいるファシリテーターの養成講座を開始しました。その後、日本で実施を重ねる中、アメリカ人のように自分の意見を人前で述べることに慣れていない日本人の特徴も考え、プログラムをより日本人向けにわかりやすく、エンターテインメント性を加味してアレンジしたのが、現在私たちが実施している「アートリップ」です。現在は養成講座のテキストも、MoMAのマニュアルを翻訳したものではなく、アートリップ独自のテキストを使用しています。

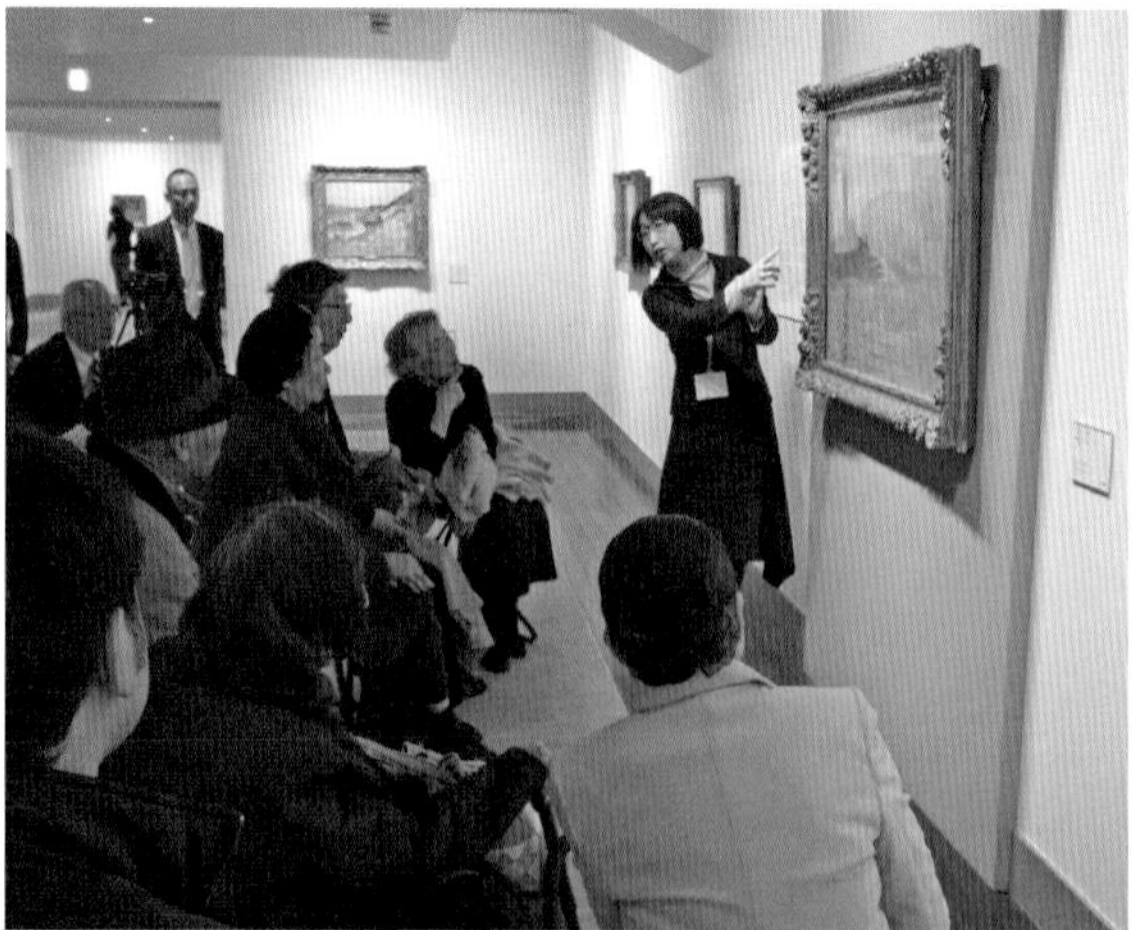
ブリヂストン美術館（現アーティゾン美術館）でのアートリップ

アートの旅の案内人「アートコンダクター」

アートリップの成功に欠かせない進行役がアートコンダクターです。MoMAではエデュケーター（教育者）と呼んでいますが、私たちはより親しみのある存在としてアートコンダクターと呼んでいます。アートのツアーコンダクター、〝コンダクター〟には指揮者という意味があり、様々な参加者の異なる言葉、個性、感性を引き出しながら、一つのハーモニーが生まれるように旅（プログラム）を盛り上げる存在です。

この旅の主人公は参加者です。プログラムは参加者に寄り添う形で進んでいきます。一般のガイドのように作品を前に一方的に解説するのでなく、参加者一人ひとりが感じたことや心の中にあるものを聴き出すのです。ですから同じ絵でも、参加者によって全く異なる展開になることも珍しくありません。参加者との間に信頼関係を築き、安心して、何を話してもいいと思っていただけるような雰囲気をつくることがとても重要です。

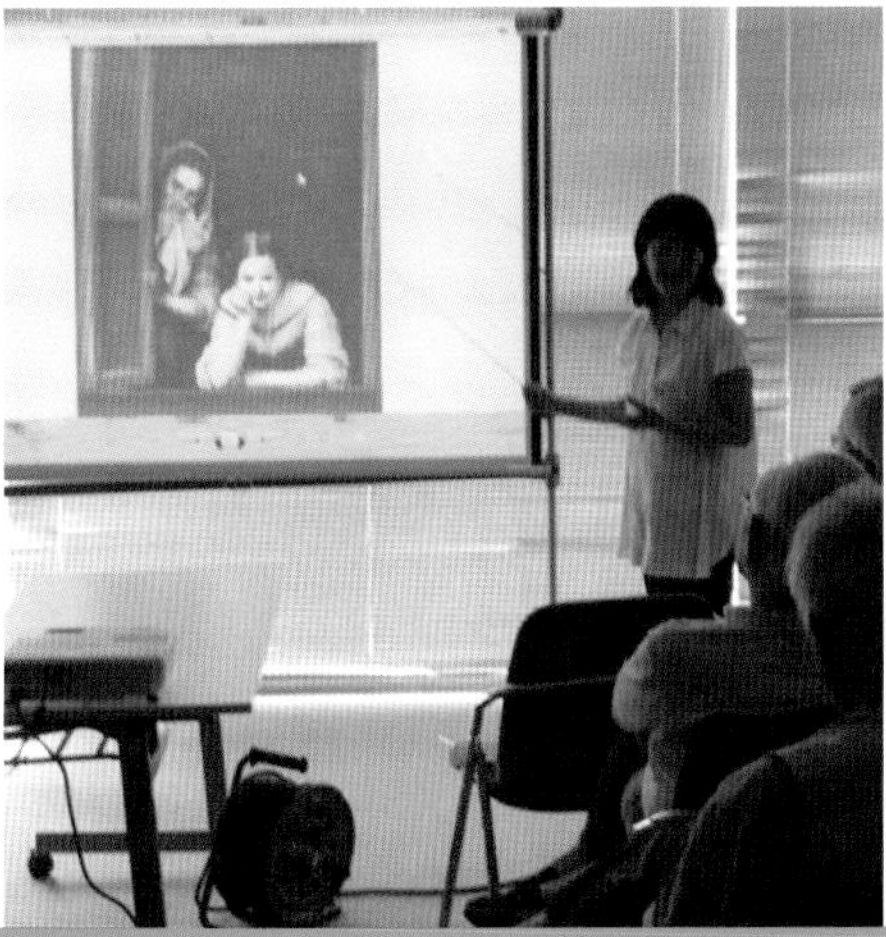

アートコンダクター養成講座：介護施設での実習

そんなプログラムを実施するアートコンダクターには、作品に関する知識だけでなく、特に認知症の方と、楽しく対話できる臨機応変なコミュニケーション力が必要です。

プログラムを見た女優の友人は、アートコンダクターは「役者に似ている」と言っていました。参加者の発する言葉に関心を持って、一生懸命聞いて言葉で返す。彼らの関心を引き付け、対話が続くように言葉のキャッチボールをして、楽しんでいただく。アートコンダクターにはエンターテイナーとしての資質も求められます。

認知症といっても症状は人によって様々です。アートリップはどんな認知症の方でも参加可能ですし、認知症ではない方も一緒に楽しんでいただけます。それぞれの方法で参加すればいいのがこのプログラムです。こうでなければいけないというものはありません。中には5分置きに同じコメントを繰り返す方もいらっしゃいます。アートコンダクターは毎回それを受け止め、その言葉から対話を発展させます。

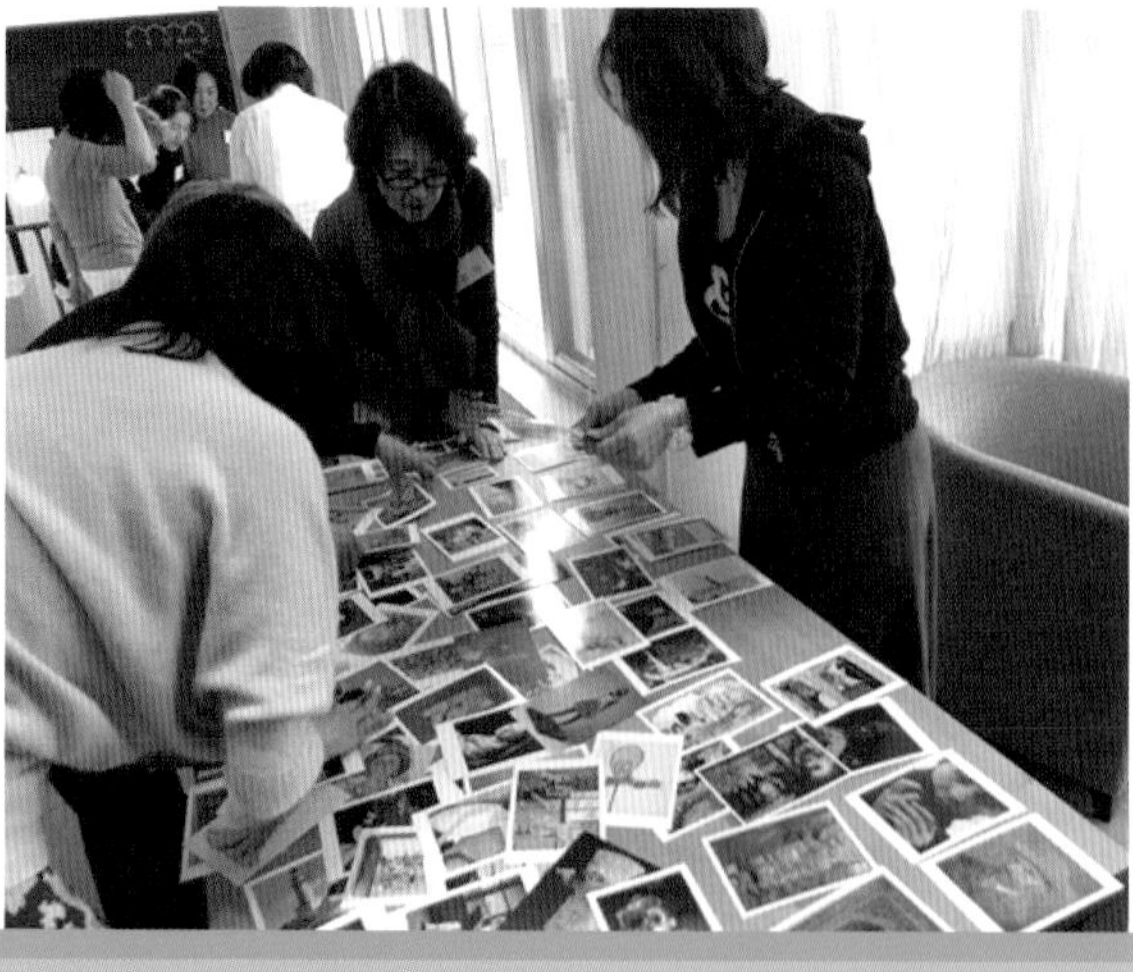

アートコンダクター養成講座：テーマにもとづく作品選び

血管性認知症の男性は、言葉を発することができなくなっても、表情やうなずきで参加してくれました。自ら参加を希望された目の不自由な方は、プログラム中、他の参加者のコメントをじっと聞いていて、最後に「今日は本当に楽しかった。みなさんのおかげでまた絵を見ているようでした。昔は見えていたんです」とおっしゃいました。

質問を投げかけても恥ずかしそうに笑うだけで、コメントをしない常連の女性がいます。それでも彼女のご家族は必ず質問して欲しいとおっしゃるので、質問するようにしています。そこに参加している全員に気を配ること、気にかけていることを示すことがとても大事なのです。

現在では70名ほどのアートコンダクターが誕生しています。何の資質を重視するかを検討した結果、美術の専門家である必要はないのですが、少なくとも美術が好きであること、それから人とのコミュニケーションが得意あるいは好きであることを最低の条件としています。

養成講座は少人数制で行います。初級では認知症の基礎知識、認知

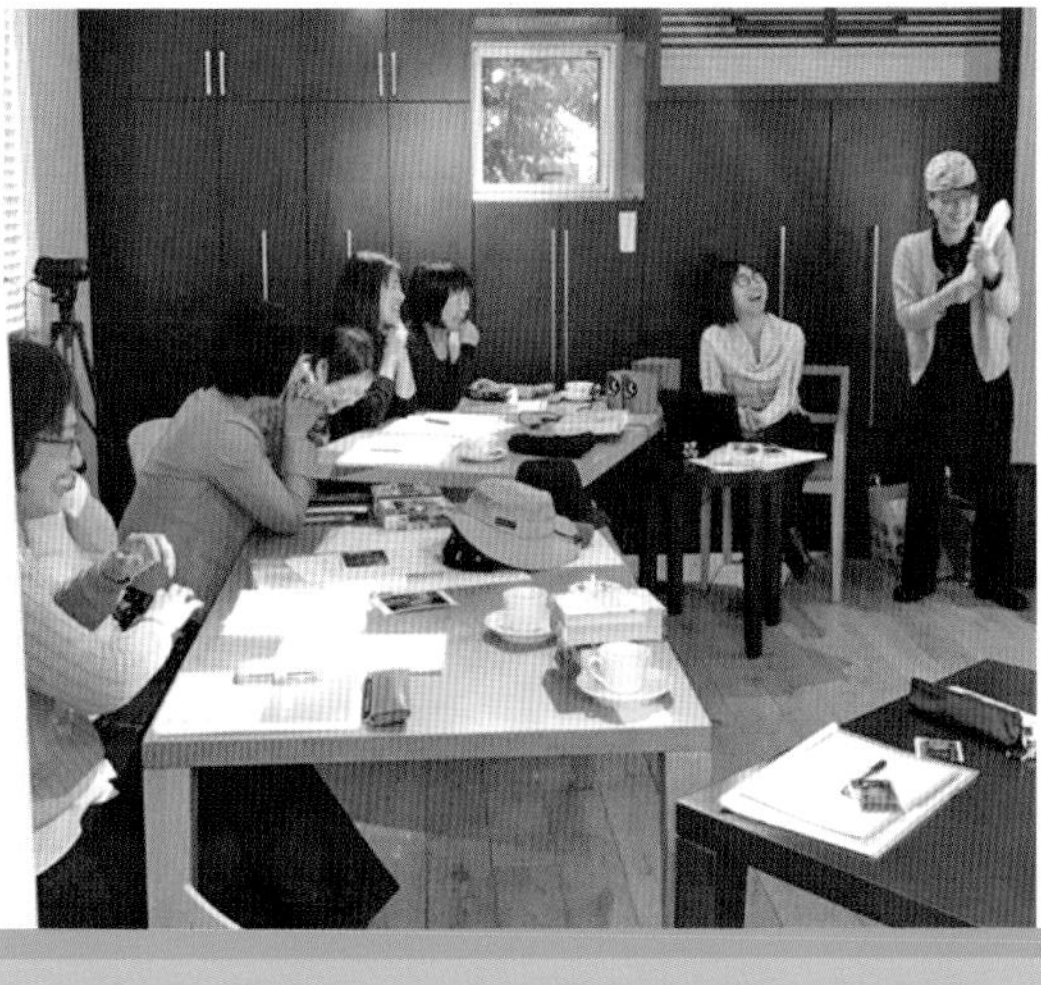

アートコンダクター養成講座：受講生によるデモンストレーション

症当事者とのコミュニケーションのテクニックとアートトリップの構成を、中級では、アートを見るポイントや絵の選び方、質問の仕方などをより具体的に、高齢者施設での実習も含めて学びます。

これまでに様々な年齢、バックグラウンドの方が講座を受講して美術館や高齢者施設でアートコンダクターとして活躍しています。最高齢は78歳の臨床心理士の女性です。カウンセリングや傾聴ボランティアにアートトリップを取り入れることで、それまで会話が続かなかった方とも、会話のきっかけをつかむことができるようになり、会話を続けることができるようになったそうです。他には、自治体職員、大学講師、主婦、一般企業社員、作家、介護福祉士など、様々な職業、年齢の方がアートコンダクターとしてのスキルを修得しています。

プログラムへの参加が彼らの生活に少しでも良い影響を与えられたと思うととてもうれしいです。アートトリップでは、絵画の中の世界の話だけでなく、絵画によって喚起された参加者の思い出話や想像の世界へと会話が広がるので、アートコンダクターにもまた、多様な人生経験があ

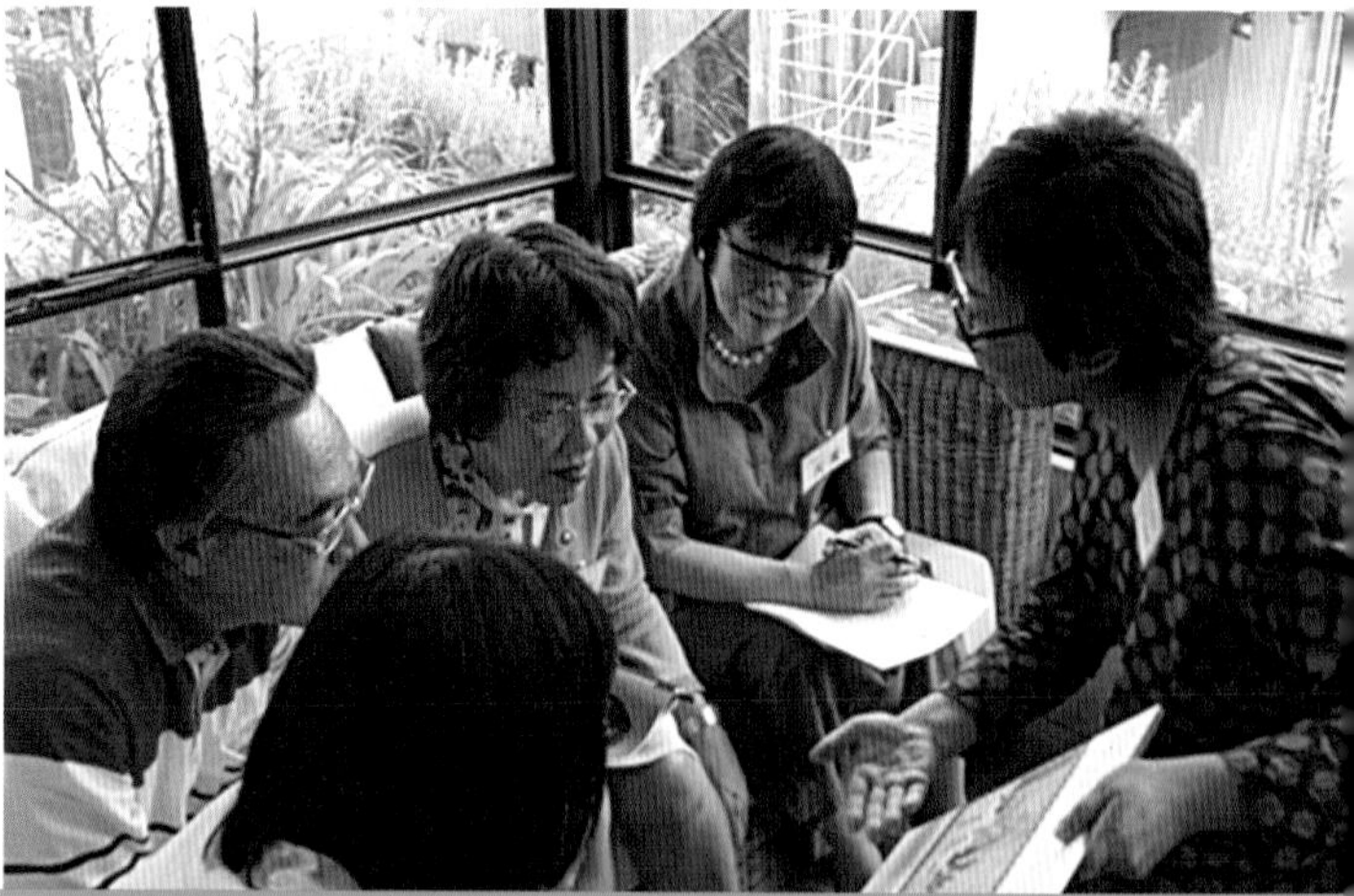

アートコンダクター養成講座：認知症当事者（町田さん［P50参照］）との実習

ると、それだけ会話が弾むようになります。時にアートコンダクターも自分の思いを共有し、会話に加わります。その意味で人生経験のある、年齢もある程度高い方のほうが、アートコンダクターに向いているといえるでしょう。

こんなに喜ばれるのかと驚くくらい喜んでいただくことができるので、アートコンダクターは大きな喜びを感じる、とてもやりがいのある仕事です。参加者も私たちも自然と笑顔になります。

私はアートリップを5WINSのプログラムと呼んでいます。よく両者共にいい思いをすることをWIN－WINと言いますが、関係する5者にとってメリットがあるという意味です。その5者とは、

①認知症当事者
②同伴する家族や介護士
③アートコンダクター
④美術館あるいは施設関係者

そしてこれらすべてを企画している⑤私を始めとするスタッフです。

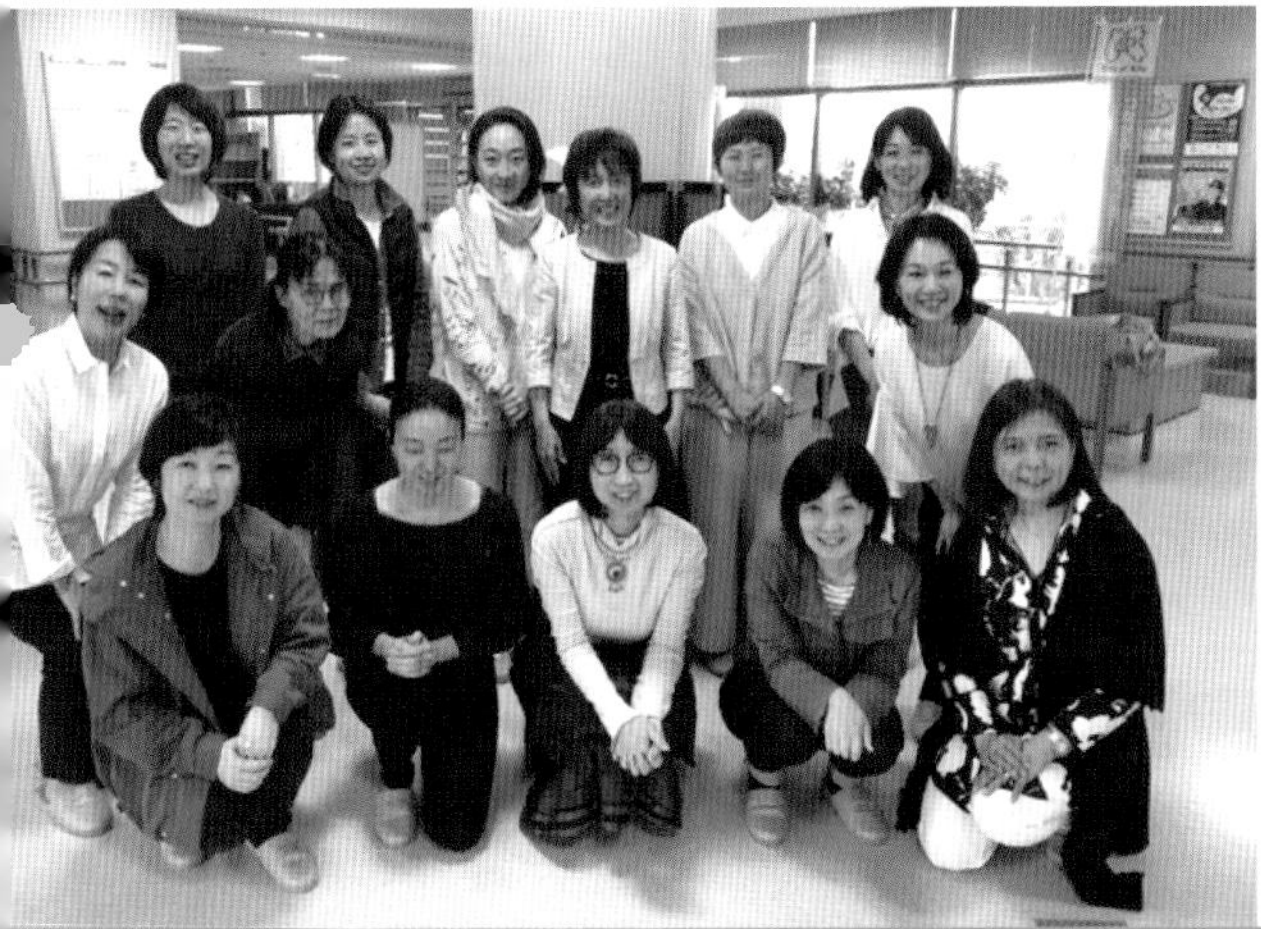

アートコンダクター養成講座修了者と共に

世の中には、誰かが得をすると、誰かがその分損をするということがよくありますが、アートリップは、関係する人すべてが自然と幸せになれます。何より重要なのは、認知症の方も参加できますが、そうでない人も一緒に対等に参加できるプログラムであるということです。

アートリップは、東京・上野の国立西洋美術館ほか、都内近郊をはじめ、山梨県、長野県、愛知県の高齢者施設、認知症カフェなどで実施してきました。また、新型コロナウイルスをきっかけに、美術館でのアートリップはできなくなりましたが、オンラインでのアートリップを開始し、イタリアと日本の高齢者が交流する取り組みも行っています。美術館での実施が再開されたとしても、遠方の方や外出が困難な方も参加できるように、オンライン・アートリップは継続していきます。

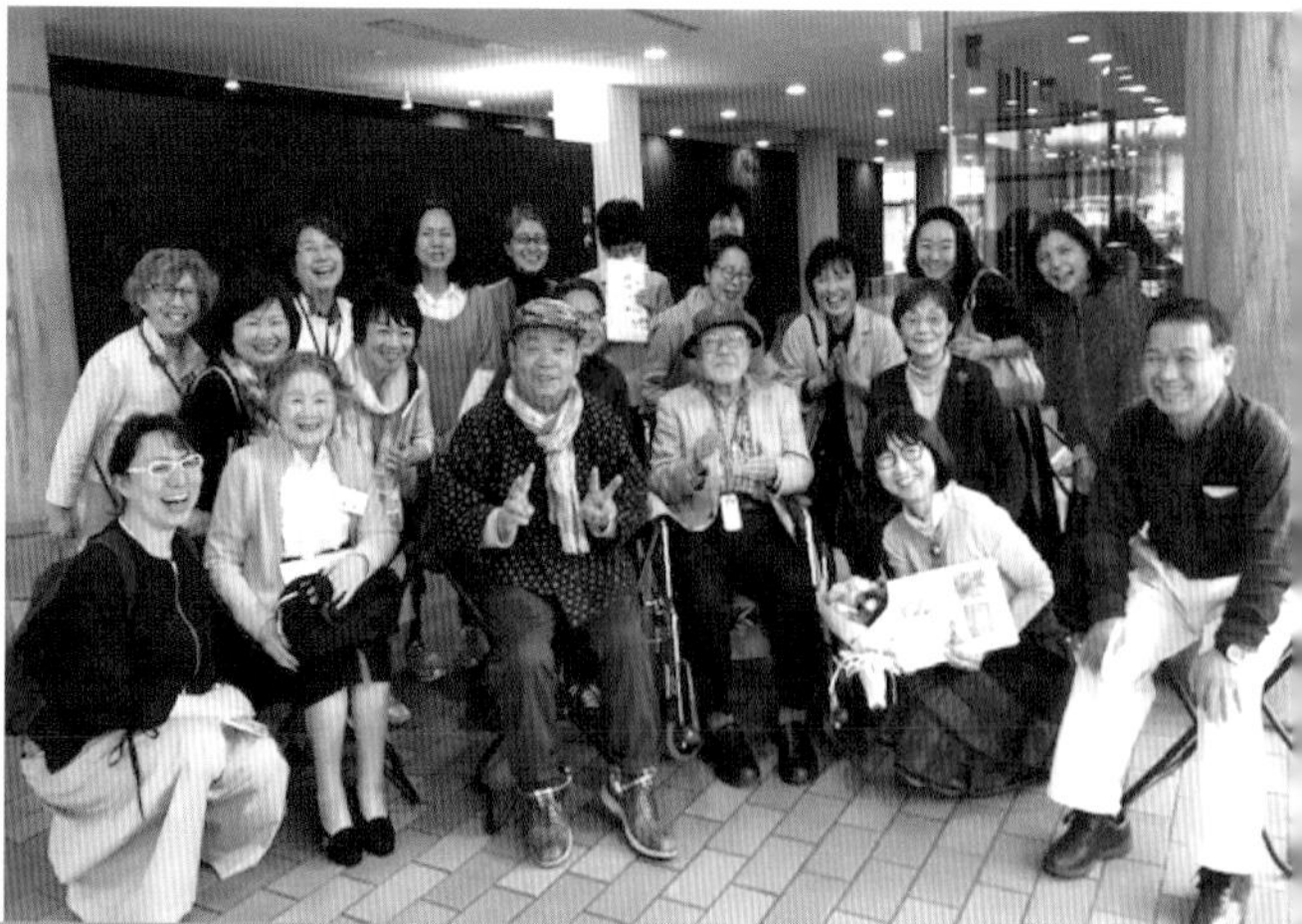

認知症当事者、家族、アートコンダクターたちと一緒に

5

アートは脳のチョコレート

アートと認知症の世界最新事情と今後の展望

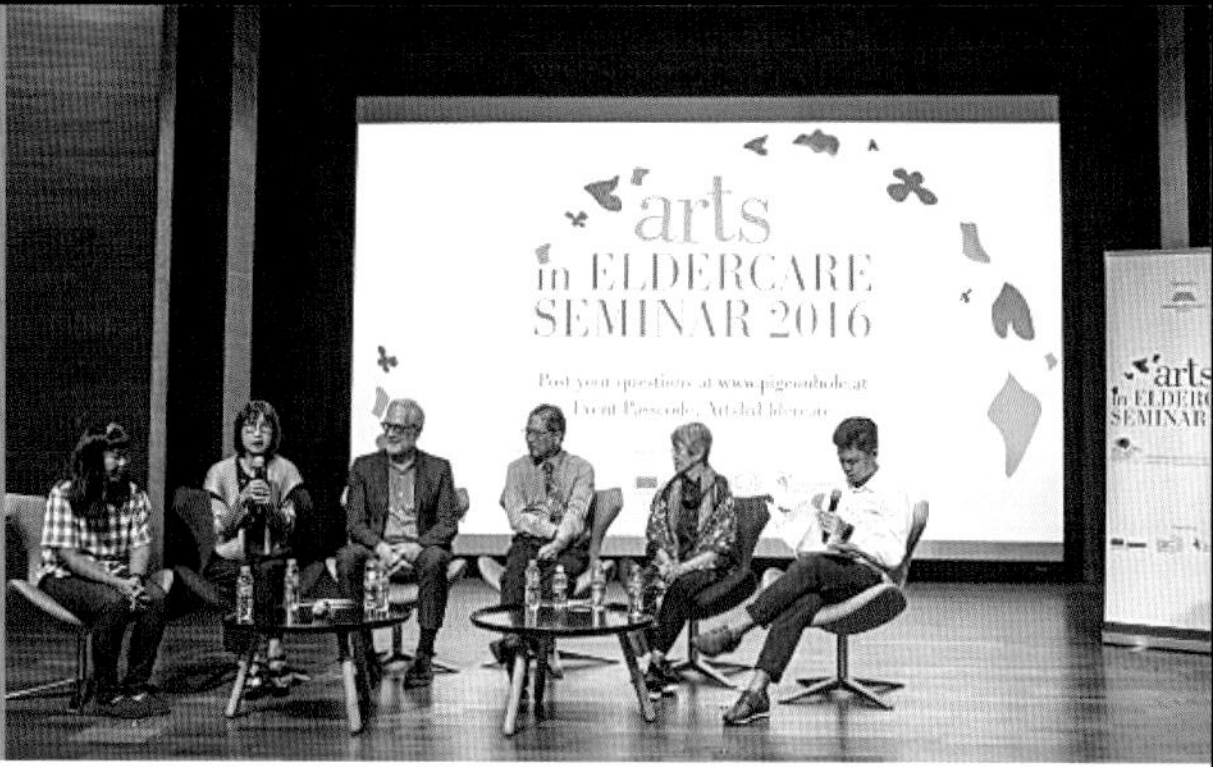

シンガポール国立美術館でのシンポジウム
写真提供　National Arts Council Singapore

世界各国の美術館での事情

私が日本で認知症当事者とその家族を対象にアートトリップを始めて10年になります。世界に目を向けると、この10年、「アートと認知症」の分野で目覚ましい発展がありました。米国や英国のみならず、欧米の主な美術館ではアートトリップのような「認知症当事者とその家族のためのアート鑑賞プログラム」が展開されています。

私が「認知症当事者とその家族のためのアート鑑賞プログラム」を学んだのは、MoMA（ニューヨーク近代美術館）が米国外での普及支援の一環として実施した「MoMA Refinery」という名称のセミナーでした。一緒にトレーニングを受けたのはオーストラリア、イタリア、アイルランド、ドイツ、オランダからの6人の美術館関係者でした。その後、それぞれがその国の国民性に合った独自プログラムを開発し、普及に力を注いでいます。

イタリアのフィレンツェから参加していた同僚は、トスカーナ州政府の支援を受けて地方の美術館担当者に向けたトレーニングを行い、プログラムを実施する美術館を確実に増やしています。彼女はまたEUの事業として他国

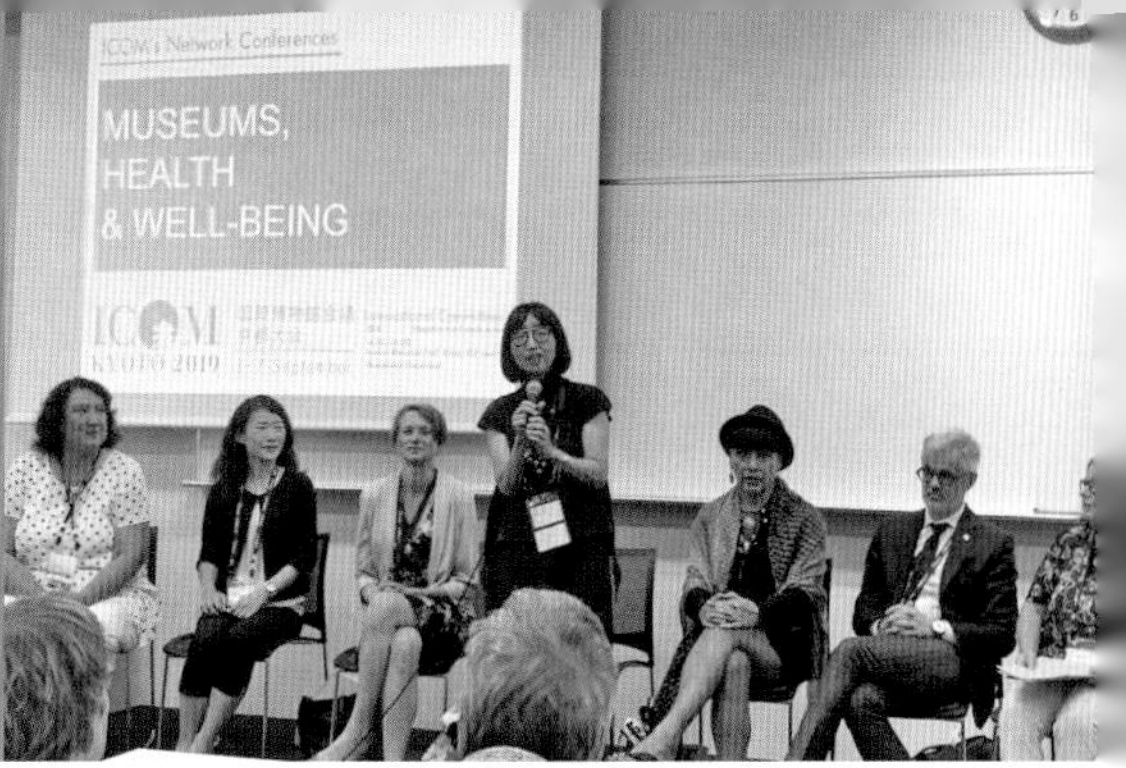

2019年ICOMのMUSEUMS,HEALTH＆WELL-BEING分科会にて

にも普及できるように、リトアニア、ドイツの美術館と協力をして、3か国語のプログラムのマニュアルを作成し、出版しています。

2019年9月、私はオーストラリア国立美術館の「認知症当事者対象プログラム」の10周年記念イベントに招待されました。これは、オーストラリア政府のイニシアティブで開催されたイベントで、同様のプログラムを実施しているオーストラリア国内28の美術館の担当者が集まっていました。

人権意識が高い欧米では、だれもが平等に芸術へアクセスする権利があることが法律で定められています。美術館のような公共施設は、障がいの有無や経済力に関わらず、すべての人に開かれたものでなければなりません。当然そこには、認知症を患う人も含まれています。プログラムが実施されているのは欧米が中心ですが、私はこれまで台湾とシンガポールに招聘され、講演やトレーニングを実施しました。台湾では複数の国立美術館・博物館で、「高齢者向けアート鑑賞プログラム」を試行実施し、定期開催を目指しています。一方、シンガポールでは、シンガポール国立博物館とシンガポール・アルツハイマー協会、アーツカウンシルが認知症当事者向けの多様なプログラムを展開し、効果検証も行っています。

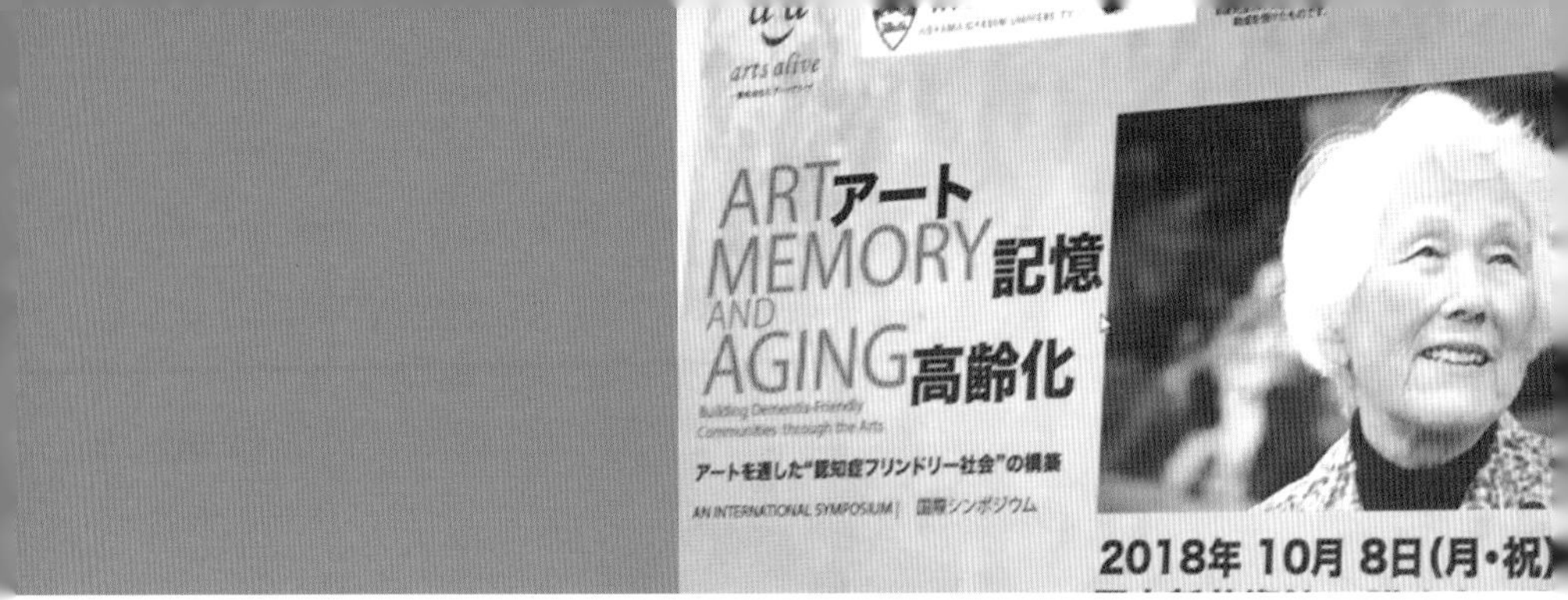

「認知症とアート」をテーマに開催した国際シンポジウム

すべての人がアートにアクセスできるように

私たちは2018年、「認知症とアート」というテーマで国際シンポジウムを開催しましたが、観客から「なぜ美術館が認知症当事者のためのプログラムをやるのか」という質問が出ました。その時、登壇していたオーストラリアの同僚は、「国立美術館として当たり前のこと、美術館はすべての人へアートへのアクセスを保障する責任がある」と答えました。認知症当事者のためのプログラムを「やるべきか」「なぜやるのか」という議論は欧米諸国ではありえません。方法があれば、予算をつけてすぐに実施するのが一般的です。美術館を説得する必要はないのです。

そんな話を聞くと、とても羨ましくなります。世界一高齢化が進み、認知症当事者の方も多い日本ですが、残念ながら日本の美術館は必ずしもすぐにアートリップを受け入れてはくれません。それは美術館の役割の理解の違いか、当事者に対する理解の欠如なのかはわかりません。視覚障がい者等のためのプログラムも実施できていないのに、認知症の方対象のプログラムだけ始めるのは、整合性がとれないと言われることもあります。いすの持

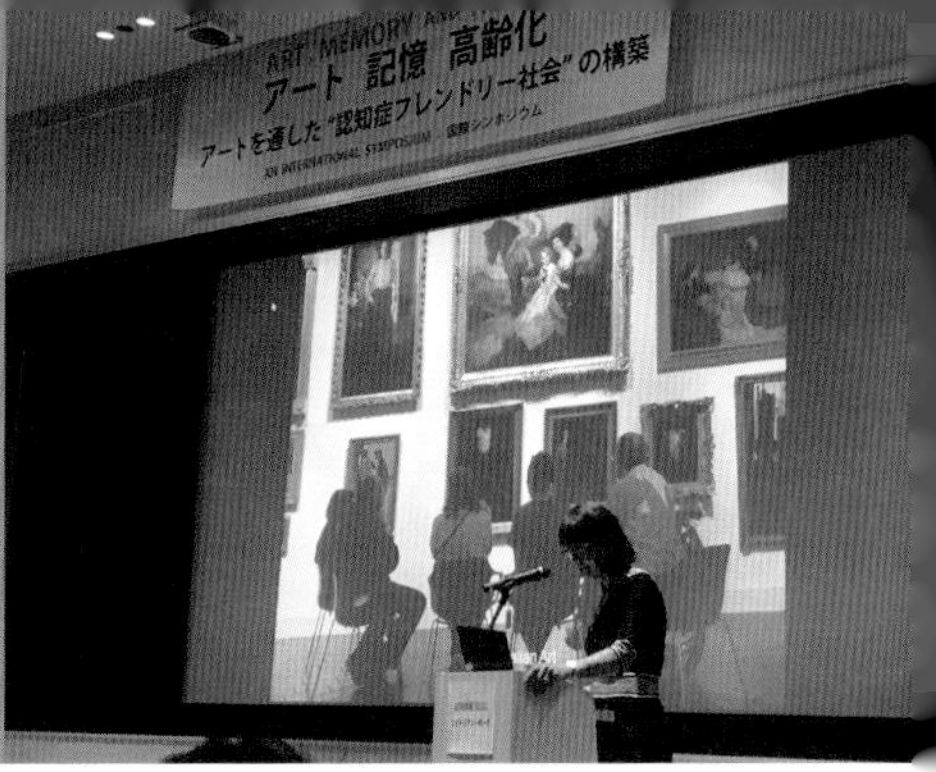

国際シンポジウム「アート・記憶・高齢化」（国立新美術館）で登壇するエイドリアン・ボーグ氏

ち込みは禁止、さらに、当館は静かに鑑賞する方が多いので声を出すのは困るといった理由で断られることもあります。

しかし、その一方で、最近は美術館も地域の高齢者のために何かしたいとの意識を持って、アートリップを行ってほしいという依頼も少しずつですが増えています。私たちももっともっと多くの方や美術館関係者にアートリップを知っていただき、一つでも多くの日本の美術館でアートリップ、あるいは同様のプログラムが開催されるようにがんばらなければなりません。

認知症とアートの関係：世界の視点から

「アートは脳のチョコレート」。これは世界で初めて芸術が高齢化に与える影響について研究したジーン・コーエン博士の言葉です。「私たちがチョコレートを食べると幸福感を感じるように、芸術を体験すると脳の多様な部位が活性化される。脳はある一部分が働くのではなく、全体が活性化する状態が望ましい。芸術を与えると脳全体が喜ぶ」という意味を込めてこの言葉が語られています。

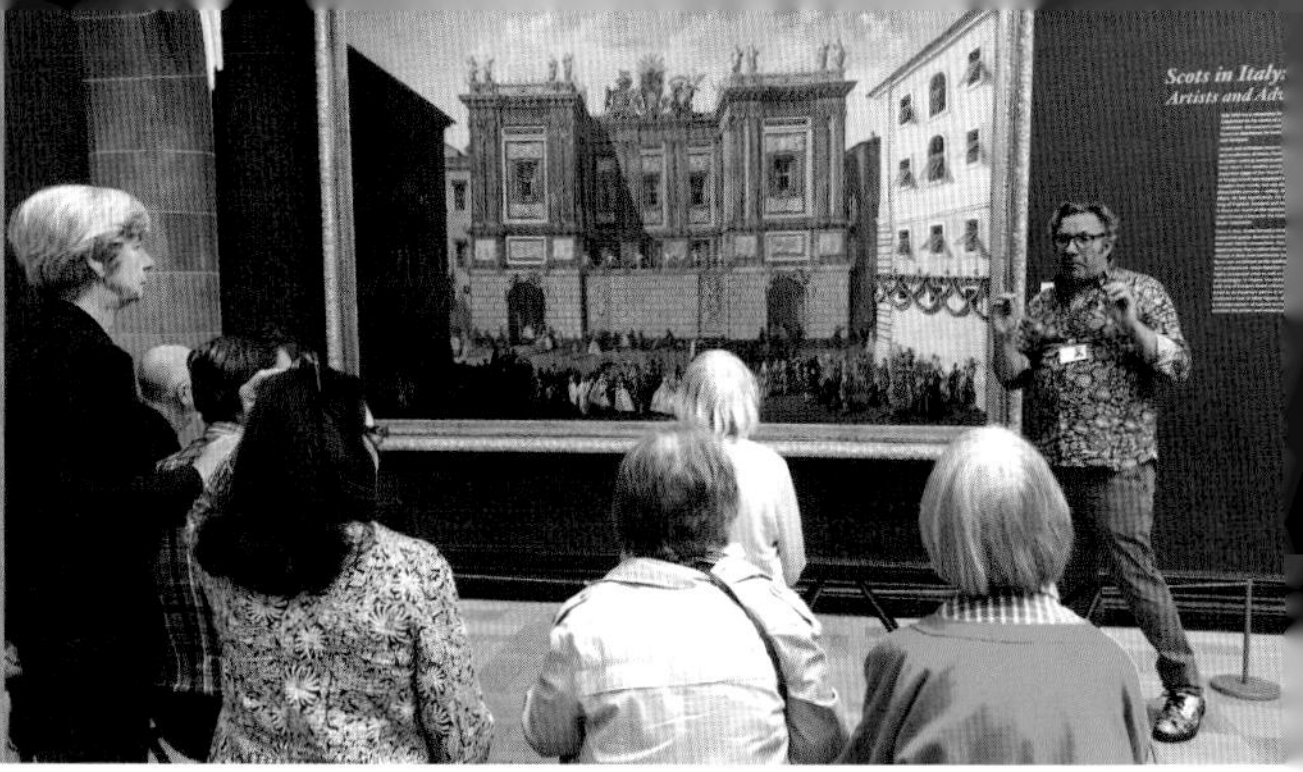

スコットランド・ナショナル・ギャラリーの認知症当事者向けプログラム「ギャラリー・ソーシャル」

これまでに、2回開催されたG8認知症サミットでは、認知症を人類最大の脅威と位置づけ、その治療薬の開発に全力を挙げるとしましたが、その後アルツハイマー病の薬の開発が困難であることがわかり、大手製薬会社は数十億ドルを投じながら、認知症新薬の開発から撤退しました。また、フランスでは2018年、薬の効果への疑問から認知症薬を保険対象から外しました。今、世界各国は、「認知症の予防と共生」に注力し、認知症の周辺症状を緩和したり、予防したりする非薬物療法の一つとして、芸術の可能性に注目しています。

過去20年、欧米を中心に、対話を通したアート鑑賞プログラム以外にも、音楽、ダンス、演劇、詩、物語創作といった多様なジャンルの認知症当事者を対象とするプログラムが企画運営されてきました。それらの多くは、特定の財団や国、自治体からの支援を受けていることもあり、プログラムの継続のために効果が求められるため、検証も数多く行われています。

高齢社会において、様々な身体、精神的症状に芸術が与える効果についての研究は注目されており、研究者も多数います。芸術は、高齢化、認知

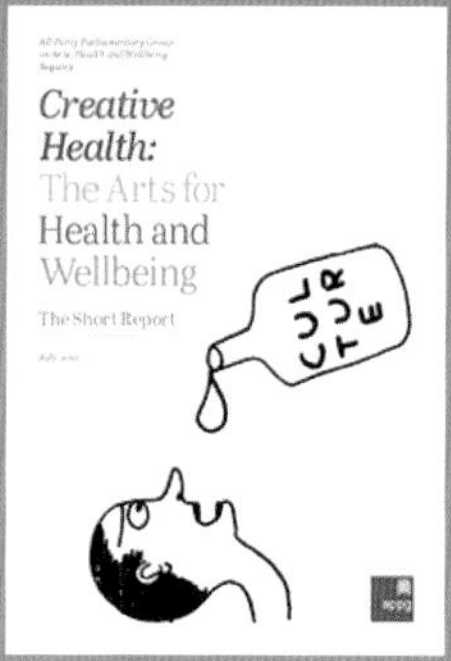

芸術と創造性、幸福に関する全党議会の報告

症、介護という人類が直面する課題の革新的な解決方法の一つとして注目されているのです。

米国は２０１５年にＮＥＡ（米国芸術基金）とＮＣＣＡ（全米クリエイティブエイジングセンター）が「The Summit on Creativity and Aging in America（アメリカの創造性と高齢化に関するサミット）」をホワイトハウス主催の会議として実施し、高齢者、特に認知症の方を対象とするプログラムの好事例、効果に関する研究を紹介するとともに、今後の課題を小冊子にまとめました。

また、２０１８年、英国の超党派の議員連盟は、誕生から死まで人生のすべての年代において芸術が健康にどのようなインパクトを与えるかについてのプログラムの事例研究や健康や症状に与える効果検証を精査し、１８０ページに上るレポート「All Party Parliamentary Report on Arts, Creativity and Well-being（芸術と創造性、幸福に関する全党議会の報告）」をまとめて公表しています。このレポートには、「芸術への関与が健康の改善、維持に大きな効果を与え、医療費の削減にも貢献している。芸術は特に精神的疾患に最も安上がりの処方である」と記しています。英国は過去20年に

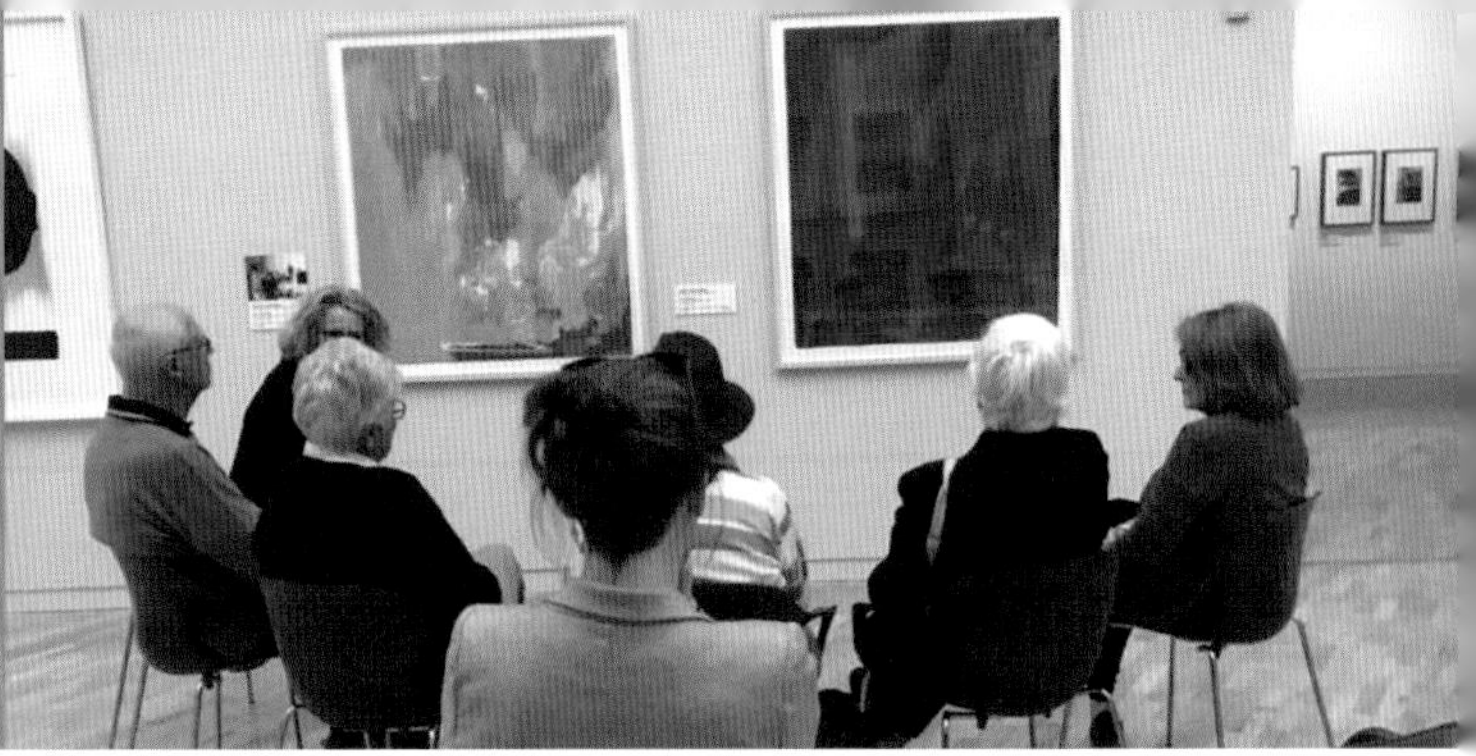

オーストラリア国立美術館の認知症当事者向けプログラム

わたって、官民挙げて芸術の健康への貢献に期待し、多様なプログラムを全国で実施し、その効果を検証しています。

さらに、米国ではMet Life財団、英国ではBearing財団が、各々10年間という期限を設けて認知症当事者のための芸術プログラムの開発と普及にフォーカスして数億円の助成を行いました。

また、ＷＨＯは２０１９年に過去20年間に欧州で実施された3千以上の芸術が健康に与えた効果についての研究をまとめた「What is the evidence on the role of the arts in improving health and well-being?（健康と幸福感に芸術が与える効果とは？）ヘルス・エヴィデンス・ネットワーク統合報告書67」を出版しました。この中で美術館等での対話型芸術鑑賞プログラムを含め、人間が芸術を享受したり、創造したりすることは精神・身体両面の健康を向上させることを紹介し、健康のために芸術に触れることを推奨しています。

処方としてのアート（Arts on Prescription）

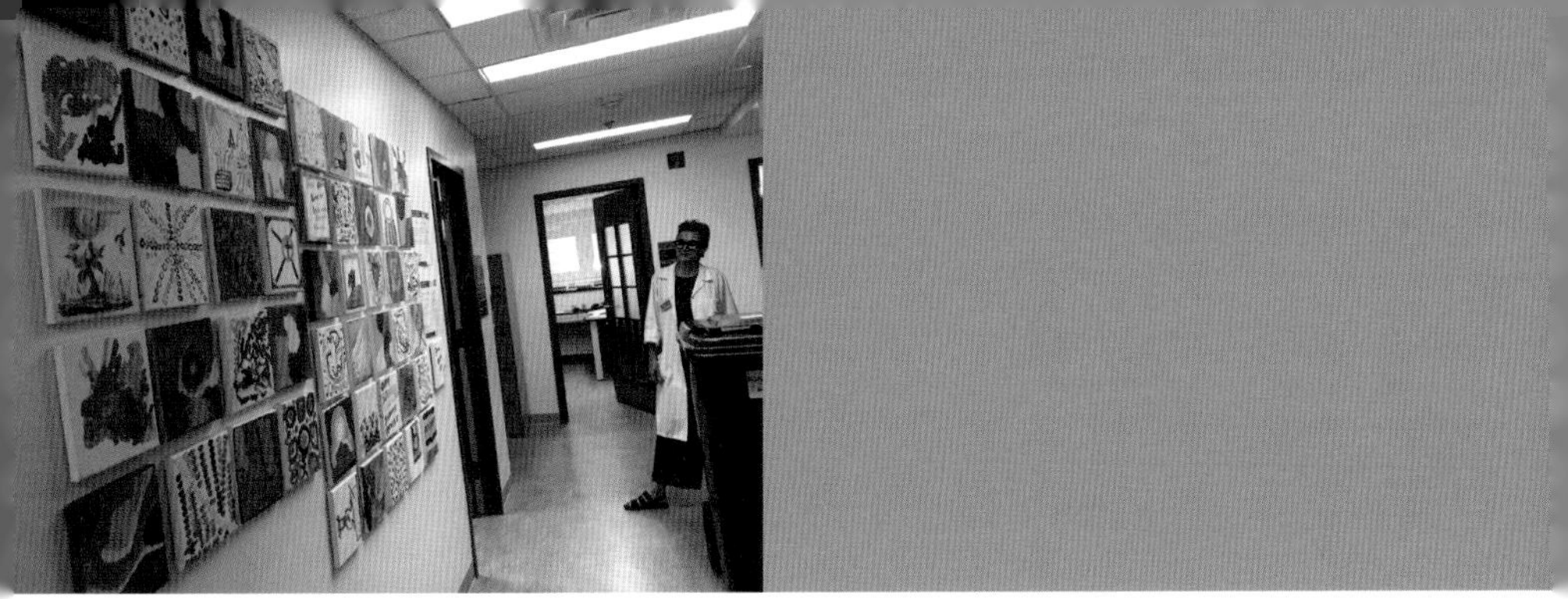

認知症当事者による作品　モントリオール市のユダヤ総合病院にて

これを受けて、英国では2019年から社会的孤立の撲滅と医療費の削減を目的に総額450万ポンドの予算で、英国内23の地域の医者が特に高齢者を含む社会的孤立の危険性のある患者を中心に、抗うつ剤の代わりに芸術プログラムへの参加を処方する試みが始まりました。芸術は社会的孤立やうつの最も経済的な解決策として注目されているのです。

カナダのモントリオール市もフランス語を話す医師のグループが社会保障の一環として芸術を処方し、芸術への参加費を医療保険で賄うという試みが始まっています。私は芸術が認知症に与える効果についての研究を始めた時から、その最終目標を日本でもアートリップのような芸術プログラムを健康保険や介護保険で賄えるようにしたいと考えています。目標は立てたものの実現は難しいと思っていましたが、すでに英国とカナダでその実験が始まっていたのです。不可能ではないのです。

日本でも保険の対象にはなっていませんが、スポーツは民間療法として健康の維持と向上に有益であることは周知となり、政府も生活習慣病を予防するために一日8000歩、歩くことを推奨しています。また、健康的な食事や生活スタイルについての情報は街にあふれています。しかし、日本の医

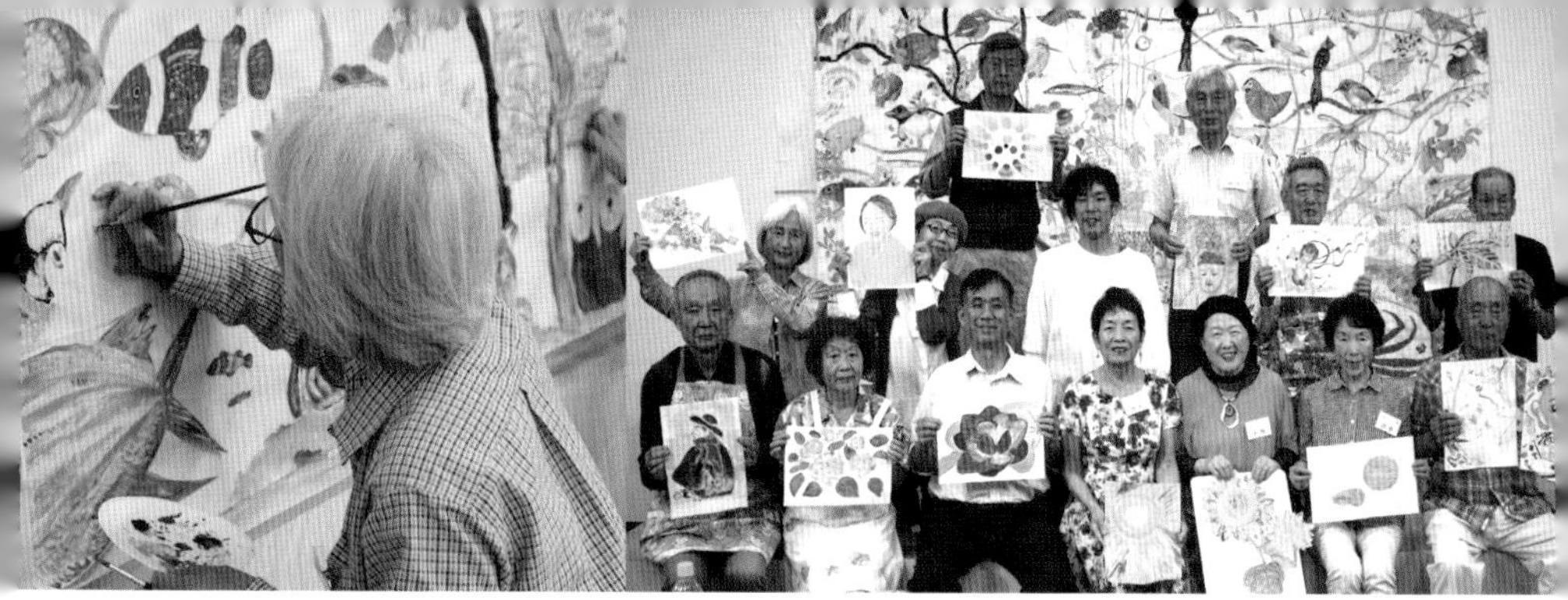

A-Healthの参加型アートプログラム

療はまだまだ薬物療法中心です。

人類は今大きな転換期に来ています。これまでの大量生産、大量消費は環境を破壊し、人類の存続そのものを危うくし、経済発展の元となってきた資本主義は格差を生み出し、民主主義の理念もぐらついています。この予測不可能な時代に人類が持続的に発展するために、私たちには行動変容が求められており、それを国連はＳＤＧｓ（持続可能な発展の指標）としてまとめています。そこにはあらゆる差別のない多様性のある社会のあり方がうたわれています。人類はこれまでに体験したことのない長寿社会を生きています。多様な見方を可能にし、現実にとらわれない視点を引き出すアートは、様々な差異を超えたコミュニケーションを可能にし、多様性のある社会を実現する一助になるでしょう。

世界の国々や機関、美術館もＳＤＧｓに向けて動き出しています。２０１９年９月にＩＣＯＭ（国際博物館会議）の世界大会が京都で開かれました。ここで、気候変動や人権弾圧、格差の拡大などの課題を抱える現代社会における博物

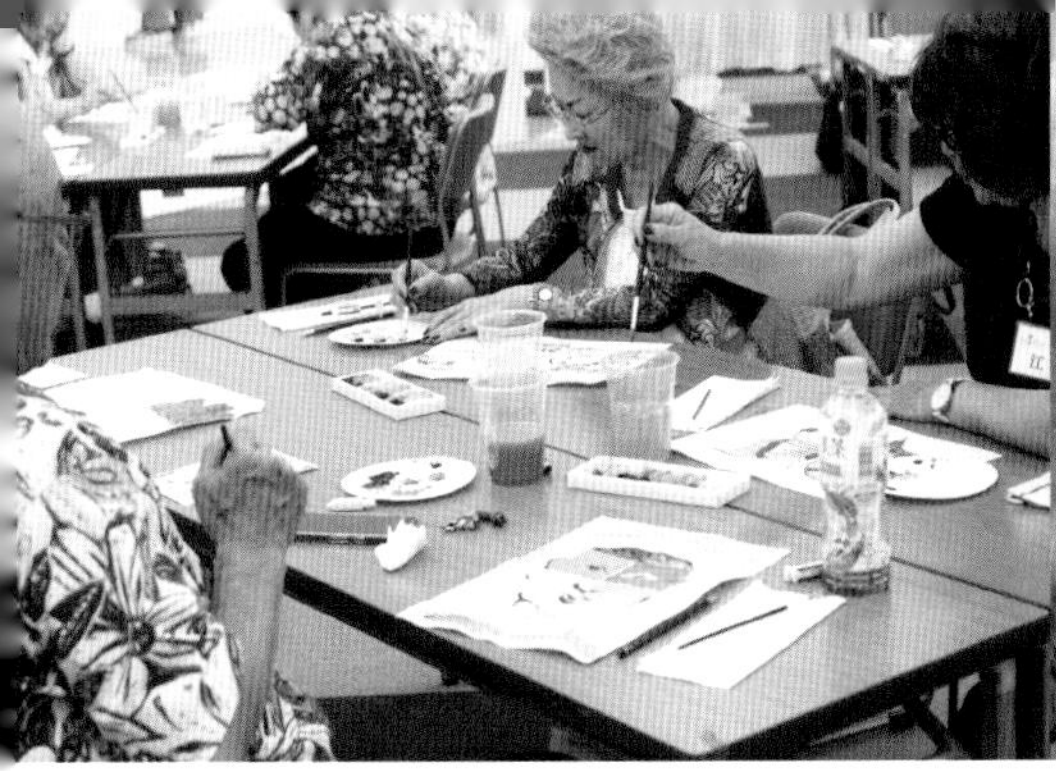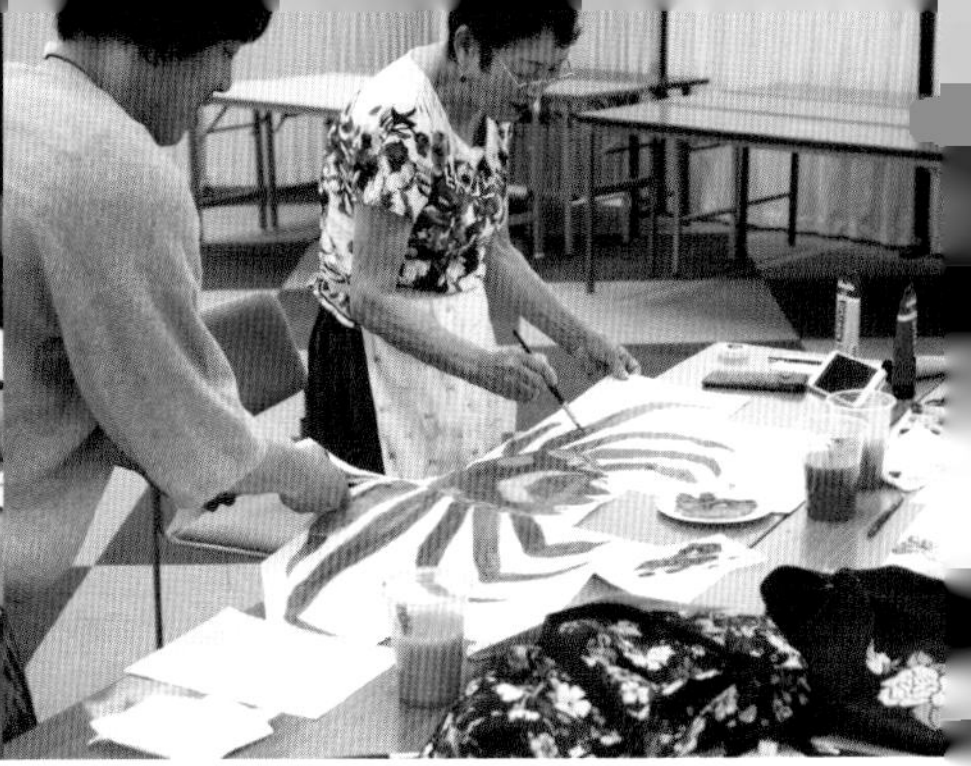

館（美術館含む）の新しい定義について議論されました。最終的な採択はされなかったものの、案には博物館を「民主主義を推進するフォーラムと位置づけ、社会包摂や多様性、平等な利用を保証する」という文言が含まれています。

障がいのあるなしに関わらず、多様な人々が対等に参加するアートリップはまさに、博物館に求められる要素を含んでいます。私も2019年5月からマギル大学のボーシェ教授が始めた「A-Health　美術館での参加型アートプログラムが在宅高齢者の健康に与える影響の研究」に参画し、日本の在宅高齢者88名を対象にアートが高齢者の健康にどう影響を与えるかを調べるための実験を行いました。さらに事後調査が終わり、これから分析に入ります。先行研究のモントリオールでは、美術館に来館した高齢者にポジティブな効果が見られています。この研究は10か国以上の美術館が参画し、美術館における参加型アートが健康に与える効果を実証するものです。

20世紀に運動の健康への効果が認められたように、21世紀は芸術が人々の健康と幸福度、ウェルビーイング※にとって不可欠なものと認められ、医療や介護、教育、社会包摂の一環として提供されるようになるでしょう。

※人々の身体的、精神的、社会的に健康な状態

おわりに

　この本の執筆を始めてから、私個人の生活、そして社会全体に大きな変化がありました。

　２０１９年末に退院してから自宅療養をしていた94歳の母を、翌20年４月初旬に看取りました。母は幼い私を美術館に連れて行ってくれました。そして、アートリップを始めたばかりの頃、参加者が少ない時に友だちを誘って来てくれたこともありました。私が企画する展覧会には国内外問わず顔を出し、一緒に世界中の美術館を歩き、私の仕事に関心をもって常に応援してくれた母でした。亡くなる直前までしっかりしていて、認知症の症状はありませんでしたが、最後に入院した時にも、私にアートの力を再認識させてくれました。

　入院中の母にアートコンダクター養成講座で使用している絵を持って行き、ベッドサイドで見せると、母は近くに引き寄せてしみじみと見て、描かれているものを次々と指さして声に出し、疑問に思うこと、感じたことを話し始めました。私も母に問いかけながら、私はこう思うよということを言って、二人でアートリップを楽しむことができました。そして、母から見える位置に絵を貼って帰ったところ、次に行った時、「容子、この絵があって本当に良かった。絵があるのとないのとでは全然違うの。この絵を見ていると、いろんなことをずっと想像していられるのよ」と、とても喜んでいました。マネの《花の中の子供》の絵を持って行った次の日には私の顔を見るなり、「ねえ、この子は男の子だと思う？　なんだか寂しそうよね。この子のお母さんはどこにいるのかしら」と問いかけてきました。

ミレーの《春（ダフニスとクロエ）》を持って行った時には、「この絵はどこにあるの？」ときくので、上野の国立西洋美術館にあること、本物の絵は2メートル以上の大きさであることを伝えると、「早く退院して美術館に見に行きたい」と言い出し、それが目標になりました。母の退院後、「どこか、散歩に行きたい？」と尋ねると、絵を指さし、「美術館にあの絵を見に行きたいの」と言ったのです。母の調子が良く、天気も良かった2月初旬、「ミレーのこの絵だけ見られればいいから」と言う母と国立西洋美術館に行きました。スロープで警備の方に車いすを押していただき、絵の前に連れて行きました。「本物は迫力があるのね。こんなに大きな絵だと思わなかった」「きれいな色。本物は全然違う」「見られて本当に良かった。元気になったら今度は一人でゆっくり来る。ありがとう」と喜んでくれました。その頃はもう体力がなく、ほんの20分ほどの訪問でしたが、忘れられない思い出となりました。母は亡くなる直前に、「あなたは本当に大事な仕事をしているのね。コロナウイルスで大変だけど、みんなに必要なことだからがんばって」と言ってくれました。最期に無理をしてでも母に絵を見せてあげることができて、本当に良かったと思います。

そして、社会全体も私たちの生活も治療法のない新型コロナウイルスの出現によって文字通り一変してしまいました。2020年2月19日に国立西洋美術館でアートトリップを実施したのを最後に、他の提携美術館や介護施設、病院などすべてでアートトリップが中止となりました。ICOM（国際博物館会議）は美術館を再開する指針として、ギャラリートークのような、人が集まって会話を伴うプログラムの中止及び延期を示しています。コロナウイルスは特に高齢者にとっては死に至る可能性の高いものなので、命を守るため従来の方法では実施できないことが予想されます。

そんな中、2020年4月10日にICOMが、OECDと共催で「コロナが博物館に与えた影響と危機後のイノベーションと計画」と題したオンライン会議を開催しました。世界中の博物館・美術館関係者である会員のうち1400名が視聴したこの会議で、コロナ収束後も30パーセントの博物館・美術館は再開できないだろう、できたとしても、前の状態に戻るにはかなりの時間がかかることが述べられました。また、文化やアーティストへの支援について、さらに、21世紀の博物館・美術館の再定義について、そして、これまで以上に社会包摂と人々のウェルビーイング（人々の身体的、精神的、社会的に健康な状態）への貢献が重要になるということなどが強調されていました。博物館や美術館は今後、コロナが収束してもオンライン上のプログラムを充実させ、世界中の人々がバーチャルな訪問者になることが予想されます。プログラムを充実させて地域の人々とのつながりを強化し、地域の人々に親しみをもってもらうこと、また、コロナ後の社会で真の革新者になるという合意がとられました。欧州の博物館・美術館関係者は困難な状況にあっても、過去を振り返らず、新たな条件下で各々のミッションを見据え、イノベーションを起こそうとしています。

「芸術（Arts）は平和の時にだけに必要なものではありません。芸術はこういう時にこそなくてはならないものです。アーティストは我々の生命維持に必要不可欠な存在なのです」。

これは、コロナの影響で都市封鎖をしていた際に出されたドイツの文化大臣のメッセージです。欧米では文化芸術が贅沢品や一部の人の趣味でなく、民主主義社会の核として、人々のウェルビーイングになくてはならないものという共通認識があるのです。パブリックな美術館における認知症当事者を含む社会的弱者に向けた活動も社会包摂を旨とする民主主義のツールであり、地域のイノベーターであろうとすれば当然のことでしょう。欧米のリーダーはコロナ後の社会においては、これまで以上に人々が健康に関心を持つこと、形は変わっても、文化芸術には果たすべき役割があることを熟知しています。コロナ前の日本において、美術館が医療、福祉や人々のウェルビーイングに貢献するという視点は一般的ではありませんでしたが、コロナ後の社会において、今まで以上に人々のウェルビーイングが重要になります。日本の美術館も再開した時に人々のウェルビーイングに貢献することが求められるでしょう。

家族や私たちのような外部のプログラム提供者と会えなくなった高齢者や認知症当事者の方は、症状が進んでしまっていると聞いています。感染を防がなくてはならない一方で、生活の質も下げたくありません。芸術は衣食住を越えて、私たちに癒しや潤い、気づきを与えてくれます。そして、私たちが生き抜くために、自分の頭で考え、判断する力を与えてくれます。私は八方塞がりの中、ＩＣＯＭのオンライン会議の登壇者の話を視聴して、私たちの活動が必要なものであることを確信し、勇気をもらいました。アーツアライブもこれまでと異なる方法で、アートを通したコミュニケーションを始めなければなりません。

そこで、4月末から、これまでアートコンダクター養成講座もお手伝いしてくださってきた町田さんご夫妻や常連の方たちとオンラインでアートトリップを実施しています。1時間弱で2枚の絵を一緒に見たアートトリップは十分な手ごたえがあります。オンラインでも町田さんは作品に集中され、たくさんコメントをしてくださいます。初回の後、奥様の直子さんから次回もオンラインのアートリップを楽しみにしているとご連絡をいただきました。初回はスマートフォンでの参加でしたが、次回からはもっと大きな画面で絵やみなさんの顔をしっかり見られるように、ウェブカメラとマイクを購入してくださいました。

高齢者にとって最大のリスクの一つが孤独です。しかし、自粛期間が終わったとは言え、新型コロナウイルスによる重症化のリスクが高い高齢者は、家にいるだけの生活が続いています。オンラインであってもアートリップに参加していただき、一緒にプログラムに参加された仲間と出会ったり、再会したりすることができれば、喜んでいただけるのではないでしょうか。物理的に人との接触ができないからこそ、知らない方とも気兼ねなく、話をするきっかけとなるアートが必要です。最近は、A-Health に参加された方々にもオンライン・アートリップを体験して、喜んでいただいています。ポストコロナ社会において、アートを通してどのように人々のつながりをつくっていくか、人生の最後まで生活を楽しみ、その人らしく生きられるようにどのようにお手伝いできるのか、新たな方法を模索し、実現したいと思っています。

最後に、大変なご苦労をして毎回アートリップにご参加くださり、それぞれのアートリップに

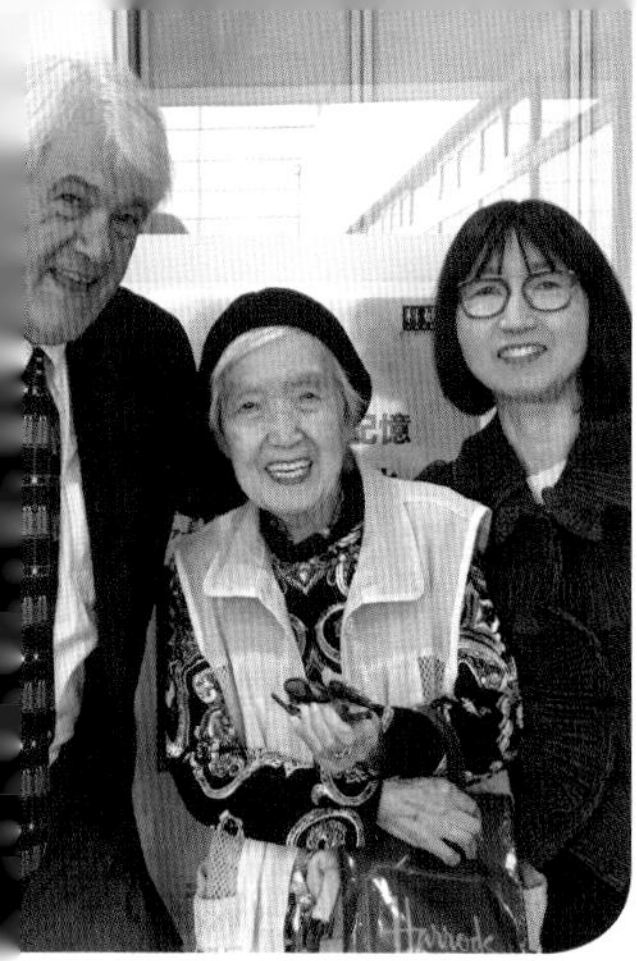

母、ピーター・ホワイトハウス氏と
国際シンポジウム「アート・記憶・高齢化」にて

対する特別な思い出を寄稿してくださった参加者のみなさま、アートリップをケアに取り入れ、取材にも快く対応してくださった豊住美枝さん、佐藤雄也さん、アートの効果に期待をして専門家の立場から臨床的効果を説明してくださった島田裕之先生、アルツハイマーは病気ではなく人が避けて通ることができない老化のプロセスであることを教えてくださったピーター・ホワイトハウス先生、2013年3月から毎月ご協力いただいている国立西洋美術館をはじめ、アートリップを実施している美術館のみなさまに深く感謝いたします。また、困難なときにも常にアーツアライブの活動を支持し、支えてくれている理事の草刈隆郎さんと矢﨑裕彦さん、そして養成講座の門をたたき、それぞれの場でアートリップを実践しているアートコンダクターの仲間たちに感謝します。彼らの存在なくしてこれまでの活動はできませんでした。そして、この本の出版のきっかけをつくってくれた株式会社 エディポックの桜岡若菜さん、株式会社 誠文堂新光社の青木耕太郎さんに心より感謝いたします。

本書が多くの方に読まれて一人でも多くの方がアートの力に気づき、アートリップの旅に出かけたいと思ってくだされば本望です。

2020年7月　一般社団法人 ArtsAlive 代表理事　林容子

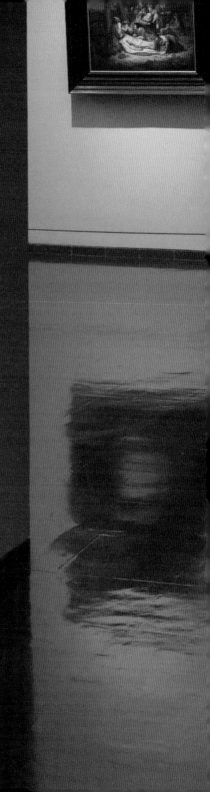

林　容子（はやし　ようこ）

一般社団法人アーツアライブ代表理事。国際基督教大学、米国デューク大学を経て、コロンビア大学大学院にて、芸術経営学で日本人初のMFA（芸術学修士）を取得。帰国後はキュレーターとして国内外のアートプロジェクトの企画運営に携わったのち、一般社団法人アーツアライブを立ち上げ、認知症当事者を含む高齢者を対象としたアートプログラムや、ビジネスパーソンのためのアートを活用した企業研修を行う。尚美学園大学・大学院芸術情報研究科准教授。一橋大学大学院、武蔵野美術大学講師。

※アートコンダクター養成講座やアートリップの情報は、一般社団法人 アーツアライブのホームページでご確認ください。
http://www.artsalivejp.org/
E-mail：info@artsalivejp.org

「序章　ある日のアートリップ」の舞台となった「国立西洋美術館」の情報は以下のとおり。

［国立西洋美術館］
住所：東京都台東区上野公園７番７号
ホームページ：
https://www.nmwa.go.jp/

［デザイン・イラスト］
河合千明デザイン室

［写真］
坂本政十賜（カバー，p.1 ～ 88）、
著者提供（p.91 ～ 137）

［編集協力］
エディポック

※アートリップ・ARTRIP は、一般社団法人アーツアライブの登録商標です。

認知症《にんちしょう》のうつ・イライラを改善《かいぜん》する対話型《たいわがた》アート鑑賞《かんしょう》プログラム

アートリップ入門《にゅうもん》

2020 年 8 月 13 日　発　行　　NDC367

著　者　林《はやし》　容子《ようこ》
発行者　小川雄一
発行所　株式会社 誠文堂新光社
〒113-0033 東京都文京区本郷 3-3-11
［編集］電話 03-5800-5753
［販売］電話 03-5800-5780
https://www.seibundo-shinkosha.net/
印刷所　株式会社 大熊整美堂
製本所　和光堂 株式会社

ISBN978-4-416-52060-4